SHERMINE SHAHRIVAR

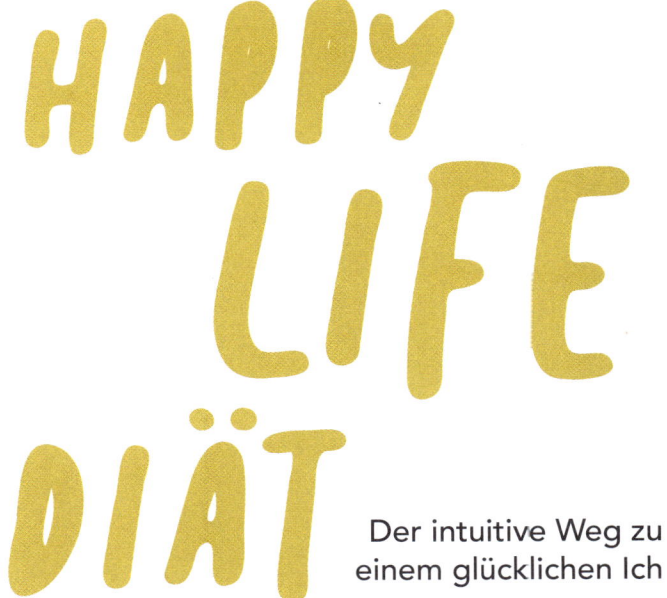

Der intuitive Weg zu
einem glücklichen Ich

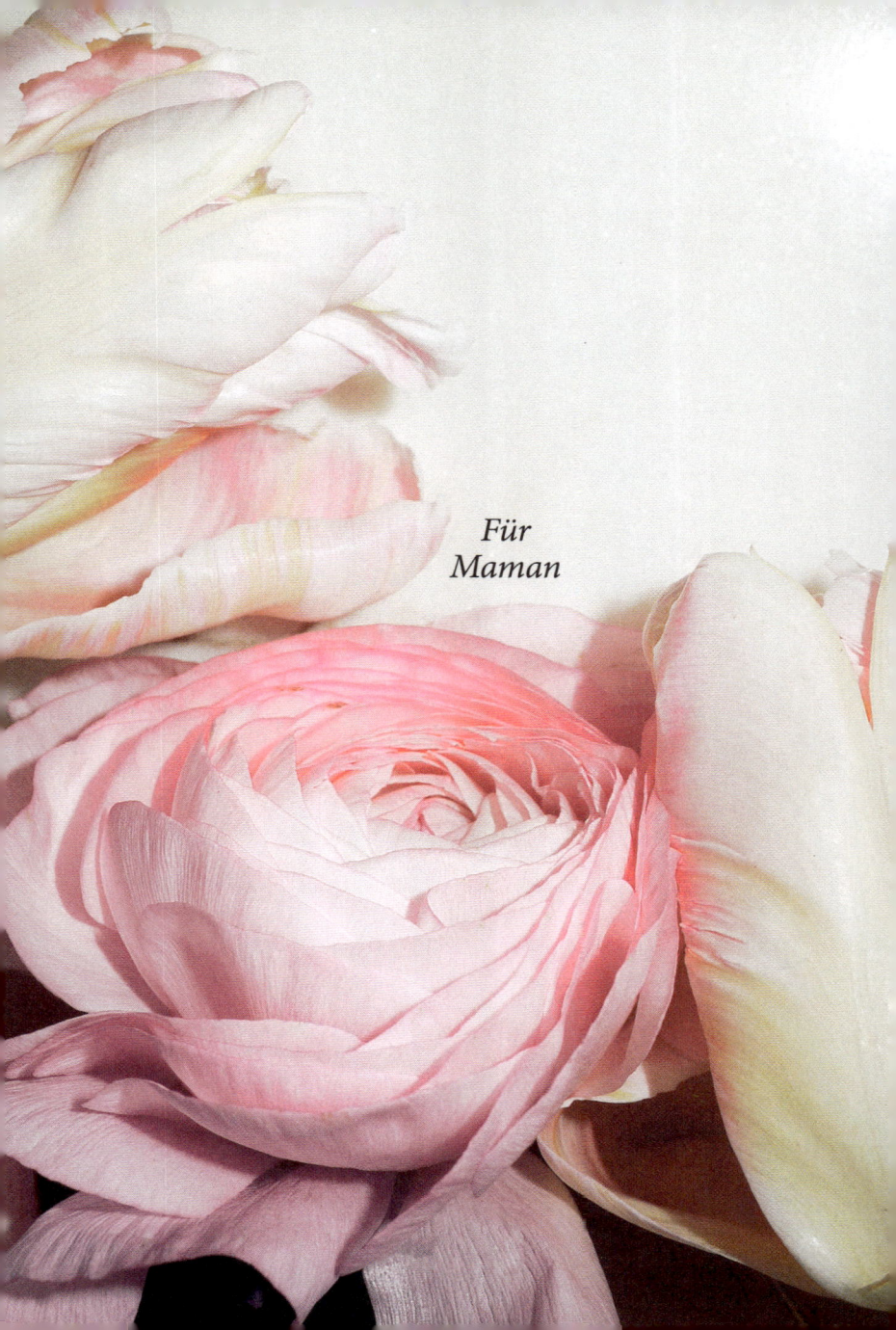

Für
Maman

INHALT

Aus der Balance geraten   4
Mein Weg zu mir selbst   6
Meine sechs Säulen   13

Beziehungen   18
Die Beziehung zu mir   20
Acht Aspekte für gute Beziehungen   34

Spiritualität   38
Free your mind – change your story   40
Sechs Aspekte für spirituelles Wachstum   56

Sexualität   60
Sex – ein Tabu?   62
Sechs Tipps für ein gutes Körpergefühl   74

Ernährung   88
Meine Haltung zum Essen   90
Meine natürlichen SOS-Heilmittel   113

Beauty   118
Mein Leben als Schönheitskönigin   120
Meine Beauty-Geheimwaffen   128

Sport   130
Bewegung ist Leben   132
Meine Topübungen fürs Fitnessstudio   137

Mein Wort zum Schluss   140

Bücher, die weiterhelfen   143

Impressum   144

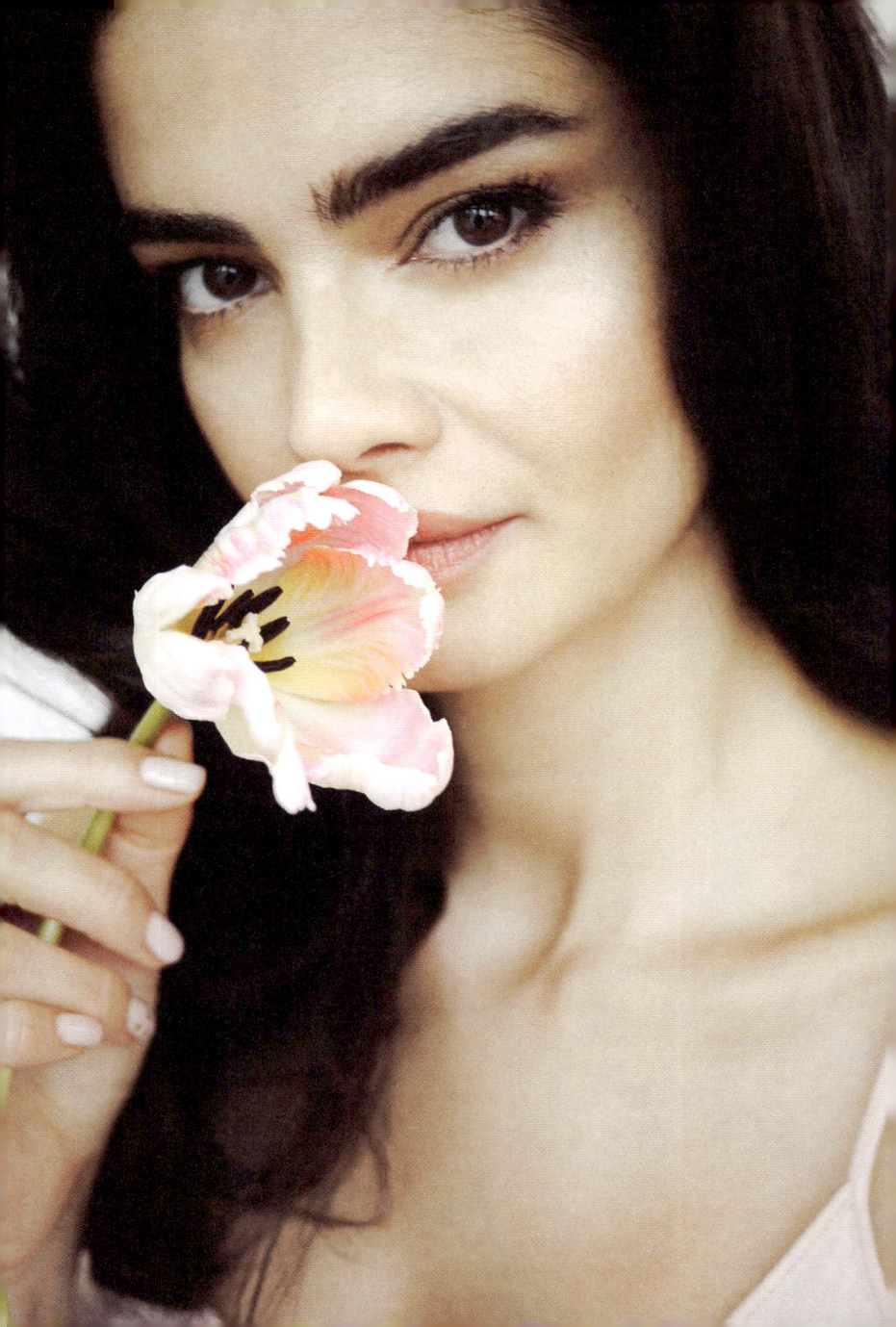

AUS DER BALANCE GERATEN

Vor einigen Jahren ging es mir nicht besonders gut. Ich befand mich an einem Tiefpunkt und wusste nicht genau, wie es weitergehen sollte – mit meinem Körper, meiner Zukunft, meinem Leben. Das hatte vor allem mit meiner Seele zu tun. Aber es war, wie es oft ist im Leben. Bevor man erkennt, was im Innen los ist, schaut man erst aufs Äußere. Und bei mir spiegelte sich in diesem Blick vor allem ein Thema: mein Gewicht.

MEIN WEG ZU MIR SELBST

Über einen langen Zeitraum hinweg war ich der Ansicht, den Code geknackt zu haben. Ich dachte wirklich, ich weiß alles, was es zu einem schönen Körper und einem besseren Leben braucht.

Als Model waren mein Gewicht wie auch mein Aussehen mein Kapital. In den vergangenen Jahren arbeitete ich für internationale Kampagnen. Mit American Apparel ging es weltweit auf die Plakatwände, ich stand Modell für spannende Fotografen wie Mario Testino und war Markenbotschafterin von De Grisogono und Thomas Sabo. Viel Bewegung zusammen mit einer bewussten Ernährung gehörten schon seit vielen Jahren zu meinem Alltag.

Dann wurde ich mit Anfang 30 schwanger und mein Gewicht schnellte so rasant in die Höhe, dass ich selbst kaum mitkam. Obwohl ich auch während der Schwangerschaft viel Sport machte und mich gesund ernährte, nahm ich über 30 Kilogramm zu – in den letzten beiden Monaten explodierte ich regelrecht. Ich erinnere mich noch genau! Es war ein ziemlich heißer Sommer und ich lief praktisch mit einer inneren Heizung durch die Gegend. Meine Beine waren durch die Gewichtszunahme um einiges breiter und derart angeschwollen, dass ich mir die Innenseiten wund scheuerte.

Diese Zeit gehört zu den Momenten im Leben, in denen man sich denkt: »Interessant, das kannte ich bislang noch nicht. Das muss ich aber auch nicht unbedingt noch mal haben.«

Es folgte die Geburt meiner wunderbaren Tochter und damit das mit Abstand schönste Erlebnis meines Lebers. Nie hätte ich mir ausmalen können, eine derart bedingungslose Liebe für ein anderes Lebewesen fühlen zu können, wie ich sie fortan für Daliah empfand. Als alleinerziehende Mutter schloss sich daran eine Zeit mit vielen neuen Herausforderungen an. Auch mein Body-Jo-Jo ging nahtlos in die nächste Runde. Denn zur Abwechslung sank mein Gewicht nun in den Keller. Die Pfunde purzelten schneller, als ich die Windeln wechseln konnte. Wieder konnte ich förmlich zusehen, wie sich mein Körper veränderte. In nur vier Monaten hatte sich mein Gewicht auf 45 Kilogramm reduziert – bei einer Größe von 1,74 Meter nur sehr wenig. Zum Vergleich: Vor der Schwangerschaft wog ich 57 Kilogramm und war damit sehr schlank. In meinem Umfeld kam das zunächst gut an. »Wie hast du das nur so schnell geschafft?«, wurde ich oft gefragt. »Du musst doch irre glücklich sein, ein kleines Baby und noch dazu alle Pfunde weg!«, hieß es immer wieder. Ich war so dünn wie noch nie zuvor. Eigentlich ein Traum für jede Frau und ganz besonders für eine, die als Model arbeitet und nach einer Geburt wieder in den Beruf einsteigen will. Aber in mir sah es ganz anders aus. Für das Abnehmen gab es andere Gründe, die vielmehr darauf zurückzuführen waren, dass ich sehr unglücklich war. Einzig meine kleine Tochter brachte Licht ins Dunkel, sie war und ist mein Ein und Alles.

Doch dann blieb meine Muttermilch aus und die Ärzte berieten mich mit schlechten Prognosen. Mir reichte es! Sollte ich nun mein eigenes Kind nicht mehr stillen können? Ein Alb-traum, den ich so keinesfalls zulassen wollte. Ich stellte umge-hend meine Ernährung um, um zumindest das akute Problem der Muttermilch in den Begriff zu bekommen. Es gelang zum Glück! Aber bei mir lag noch mehr im Argen.

SELBSTLIEBE FÄNGT MIT SELBST-ERKENNTNIS AN

Ich begann mich zu fragen, was meine Krise ausgelöst hatte. Mir wurde klar: In den zurückliegenden Monaten, ja in den vergangenen Jahren, hatten ganz andere Themen zu viel Platz eingenommen: Vieles drehte sich um die Außenwahrnehmung meiner Person, um mein Aussehen, meine Figur, mein soziales Leben. Ich fing an, mich wirklich mit mir selbst zu beschäftigen und die Frau vor dem Spiegelbild kennenzulernen. Ich ließ mir dabei viel Zeit und fragte mich: »Wer bist du eigentlich?« Ich wollte herausfinden, was mir wirklich guttut. Und lernte nach und nach, dass es vor allem die Balance war, die meinem Le-ben fehlte.

Nun sitze ich hier und schreibe ein Buch über meine Erfah-rungen der letzten Jahre. Ein Buch, in dem es um Gesundheit geht, um ein gutes Lebensgefühl, um einen tollen Körper. Vor allem aber geht es ums Glücklichsein und den Weg dorthin. Es ist ein Buch, das auch von Tiefschlägen handelt. Das da-von erzählt, wie es ist, wenn man glaubt, vor den Herausfor-derungen des Lebens kapitulieren zu müssen. Das von dem Druck der Modeindustrie berichtet und von der ständigen Er-wartungshaltung, gut aussehen zu müssen. Es ist ein Buch, das Momente der Einsamkeit beschreibt, in denen man sich auf einmal wahnsinnig alleine fühlt, obwohl man lange im Mittelpunkt des Geschehens stand. Das sich damit beschäftigt, wie viel Kraft es kostet, sich langsam wieder hochzuarbeiten, wenn man ganz weit unten war. Und das auch verdeutlicht, dass Schönheit nicht damit zusammenhängt, wie viel Gemüse man tagtäglich isst oder welchen hippen Smoothie man morgens schlürft. Man sagt ja immer, Schönheit komme von innen, und ich mag solche klischeehaften Aussagen eigentlich nicht. Aber dennoch habe ich selbst die Erfahrung gemacht, dass eben genau das stimmt.

Die Themen Aussehen, Gewicht und Fitness beschäftigen viele Menschen. Es zeugt von Selbstliebe, wenn man sich richtig wohl in seiner Haut fühlt und sich gut um sich kümmert. Viel häufiger aber übt man am eigenen Körper Kritik.

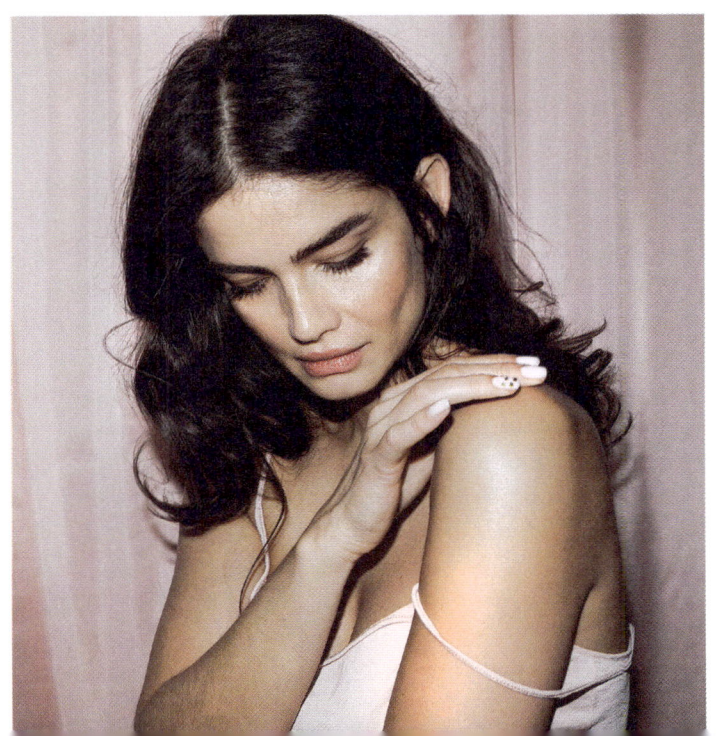

Wenn sonst auch alles im Leben stimmt – hier gibt es sicherlich etwas zu mäkeln, denn man kann immer etwas tun und sich weiter »optimieren«. Wir wollen uns gut fühlen, nicht zu dürr, aber auf keinen Fall zu dick sein. Nicht zu muskulös, dafür schön getont. Ein flacher Bauch soll her und schlanke Beine. Bloß keine Oberarme, die beim Winken mitschwingen, dafür aber ein knackiger Po, an dem Alter und Schwerkraft spurlos vorbeiziehen. Mit Ende 30 wie Mitte 20 aussehen? Das sollte doch kein Problem sein. Und eine Schwangerschaft? Kleinigkeit, Baby. Das schaffst du ja wohl! Zurück zum Traumgewicht in no time. So heißt es dann: Auf ins Fitnessstudio! Abnehmen, trainieren, Kalorien rationieren. Eigentlich führen wir ein Leben im Dauer-Diätmarathon und unser härtestes Schiedsgericht sind dabei wir selbst.

Ich weiß aus eigener Erfahrung:
Es ist viel leichter, zu einem temporären Idealgewicht
durchzudringen, als zu sich selbst.

Es ist nicht so, dass wir in diesem Zusammenhang unbedingt irrational denken würden. Den meisten von uns ist bewusst, dass es sich hier um oberflächliche Attribute handelt. Dass wir von Schönheitsidealen geprägt sind, die in großem Stile unrealistisch sind. Ein ganz großes Thema ist vor allem der Gewichtsverlust. Über 50 Prozent aller Frauen in Deutschland sind mit ihrem Körper unzufrieden und sehnen sich nach weniger Pfunden auf der Waage. Und so folgen wir, obwohl wir es vielleicht besser wissen, am Ende des Tages doch der einfachen Gleichung: Dünn = Schön = Glücklich. Und das hat vor allem damit zu tun, dass die Arbeit am Äußeren leichter fällt.

Der Kern des Ganzen ist, dass all dies zusammenhängt, das Innen und das Außen, der Körper und der Geist. Die Errährung, das Gewicht, die Gesundheit, der Lifestyle, das Mincset und das Glück. Ohne eine gesunde Seele gibt es kein gesundes Körperbewusstsein. Und selbst Abnehmen funktioniert eigentlich nur dann richtig, wenn man bereit ist, auch an anderen Stellen Ballast abzuwerfen und sich von Dingen zu befreien, die das Leben schwerer machen. Das können Beziehungen sein und Erwartungshaltungen gegenüber anderen, aber vor allem auch gegenüber uns selbst. Ich musste das auf die harte Tour erfahren und bin sicherlich in so manch eine Sackgasse hineingelaufen. Aber ich habe viel erlebt und gelernt, und stehe jetzt mit 37, als alleinerziehende Mutter einer wundervollen Tochter, mit beiden Füßen fest im Leben. Ich bin zufrieden mit meinem Körper und vor allem mit mir selbst. Und das möchte ich weitergeben.

DAS ZIEL MEINES BUCHES

In der Auseinandersetzung mit mir selbst fiel mir auf, welche Themen in unserer Gesellschaft oft zu sehr tabuisiert werden. Vielfach steht man beispielsweise mit den Herausforderungen als Mutter ganz alleine da. Auch mit solchen Themen möchte ich mich hier auseinandersetzen.

Es ist doch so: Als junge Mutter soll man vor allem freudestrahlend und überglücklich durch den Alltag fliegen. Da machen sich solche Extremsituationen wie zum Beispiel das Ausbleiben der Muttermilch einfach nicht so gut. Zu groß ist die Angst, von anderen als schlechte Mutter verurteilt zu werden. Auch finanzielle Sorgen, die mit der alleinigen

Mutterrolle einhergehen, scheinen mir in der Gesellschaft oft ausgeklammert zu werden. Wie stemmt man das, eine kleine Familie, so ganz auf eigene Faust? Als diese Themen für mich relevant wurden, merkte ich, dass es plötzlich nicht mehr sonderlich »schick« war, nur Mutter zu sein. Die Sorgen einer Alleinerziehenden, das passte nicht mehr so gut auf die weißen Tischdecken der High Society, zwischen Champagnergläser und Austernschalen.

Eine wichtige Frage lautete für mich:
»Wie mache ich mich frei vom Urteil anderer
und von der Abhängigkeit von anderen Menschen?«

In diesem Zusammenhang wurde mir auf manchmal schmerzhafte Art und Weise bewusst, was Freundschaft bedeutet. Wer zu einem steht, wenn es hart auf hart kommt, und von wem man sich besser distanziert. Vielleicht hast du diese Erfahrung selbst schon einmal gemacht und bist enttäuscht zurückgeblieben, als dich Freunde, für die du deine Hand ins Feuer gelegt hättest, in einer wirklichen Notsituation hängen gelassen haben. Ich bin ein Mensch, der es liebt, sich mit anderen zu umgeben, Erlebnisse zu teilen, Freunde zusammenzubringen. Insofern war die Erfahrung, auf angeblich gute Freunde nicht mehr bauen zu können, wenn es mal schiefläuft, also quasi keine leichte. Wo ich früher andere mitgezogen und ein illustres Leben im Glamour-Lifestyle geführt hatte, war auf einmal kaum mehr jemand für mich da, als es ernst wurde.

An dieser Stelle spielte es eine entscheidende Rolle für mich, Ruhe einkehren zu lassen. Das Thema der Spiritualität wurde für mich immer wichtiger. Aber keine Sorge, hier geht es nicht um einen religiös inspirierten Esoteriktrip. Vielmehr verstehe ich Spiritualität vor allem in ihrem klassischen Sinne. Es geht um das Geistige aller Art, sei es Kreativität, Meditation, Lesen oder vielleicht Schreiben. Es geht ganz einfach darum, sich Zeit dafür nehmen und zu schauen, wo man steht. Im Leben und in seinem Umfeld. Denn nicht alles, was zu glänzen scheint, tut es auch auf den zweiten Blick.

MEINE SECHS SÄULEN

Natürlich blieb und bleibt auch das Thema Ernährung ein wichtiger Bestandteil meines Lebens und dieses Buches. Insbesondere durch meinen Job als Model musste ich mich schon früh damit auseinandersetzen, wie ich meine Figur fit halte und mich entsprechend nach außen präsentiere. Allerdings habe ich in dieser sehr intensiven und ruhigen Lebensphase meine Wahrnehmung auf die Materie ein wenig verändert. Damals entschied ich, dass es fortan nicht nur um das richtige Gewicht gehen sollte und darum, die Modelmaße zu erreichen, die mir den nächsten Job ermöglichten. Ich wollte gesund sein, für meine Tochter und natürlich auch für mich. Und trotzdem musste ich auch schnellstmöglich wieder als Model arbeiten können, denn nur so würde ich ausreichend Geld verdienen, um Daliah ein angemessenes Leben zu ermöglichen. Ich begann ein Studium der Ernährungswissenschaften und bin mittlerweile zertifizierter Healthcoach. Das Studium half mir dabei, noch besser zu verstehen, wie eng in einem holistischen, also ganzheitlichen Konzept Ernährung und gesunde Seele zusammenhängen. Es vervollständigte, woran ich seit Monaten arbeitete: mich selbst wirklich kennenzulernen. In dieser Zeit der Introspektion setzte ich eine Struktur auf, anhand derer ich mich zurück ins Leben arbeitete und die ich in diesem Vorwort auch schon nach und nach habe anklingen lassen: die sechs Säulen des Wohlbefindens zu den Themen Beziehungen, Spiritualität, Sexualität, Ernährung, Beauty und Sport.

Jede einzelne von ihnen ist heute ein wichtiger Aspekt dieses Buches, das eine Hilfestellung für jeden sein soll, der sich auf die Suche machen möchte nach einem ausgewogenen Leben und einem gesunden Körpergefühl. Hier geht es um eine ausbalancierte Ernährung, aber vor allem auch um die seelische Gesundheit, das zwischenmenschliche Miteinander, um den körperlichen Ausgleich mit Sport, die Freude an der eigenen Sexualität und sicherlich auch um finanzielle Sicherheit. Es geht darum, die Beziehung zu dir selbst zu pflegen, aber auch zu anderen.

Du kannst soviel Brokkoli essen wie du willst,
aber wirklich innerlich schön wirst du nicht davon.
Um dich gut zu fühlen und nach außen zu strahlen,
gehört einfach mehr dazu.

Eine Formel zur Instantdiät gibt es ebenso wenig wie den Code zum Instant-Happy-Sein. Es ist ein Prozess, der Zeit braucht, der aber auch unheimlich viel Spaß macht und am Ende das Leben auf so vielen Ebenen mehr bereichert.

Vielleicht geht es dir manchmal ähnlich und du fragst dich, ob du mit deinen Problemzonen, seien sie körperlicher oder seelischer Natur, alleine dastehst. Das tust du nicht. Denn wir alle kämpfen am Ende des Tages doch mit ähnlichen inneren Dämonen.

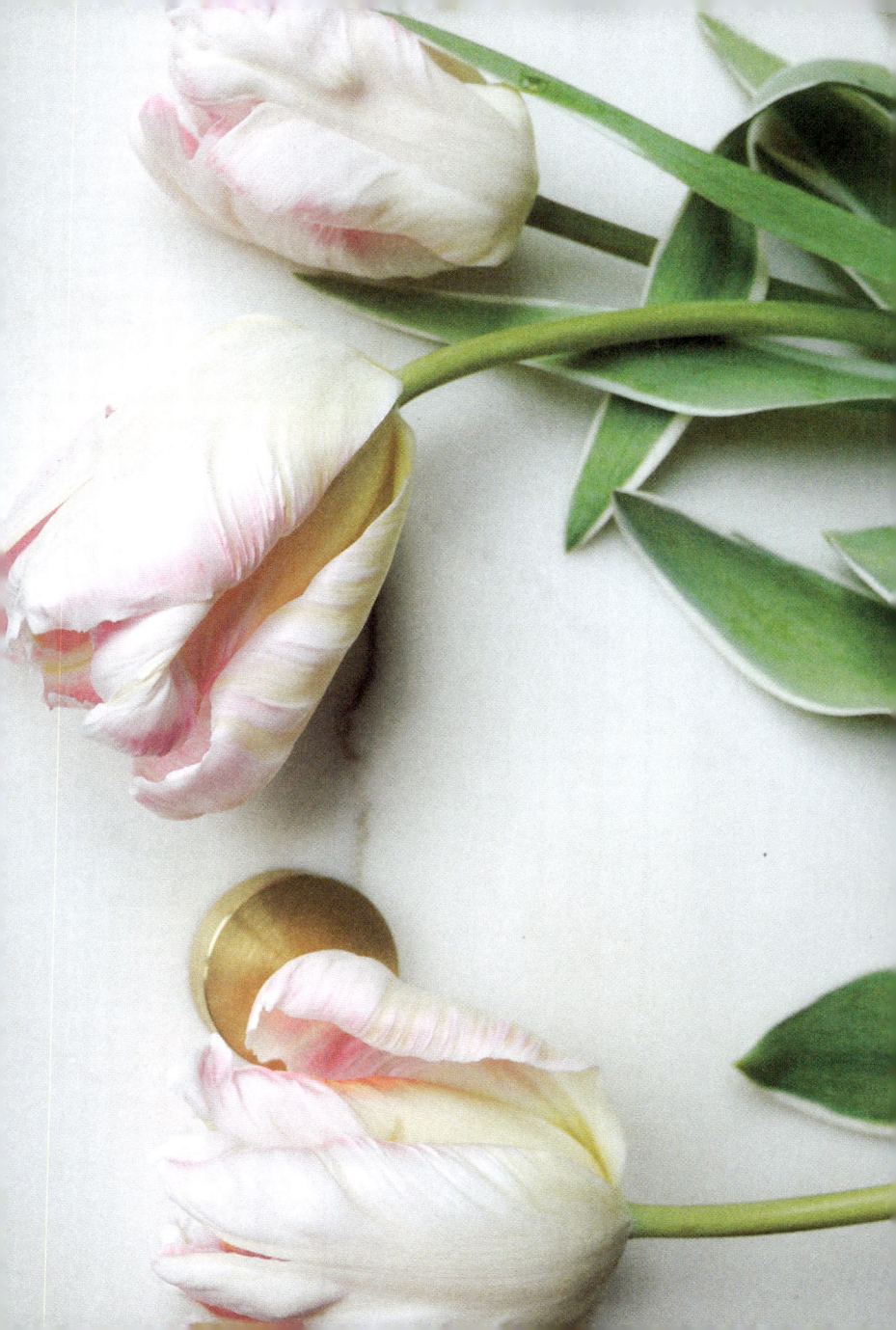

Ich habe mir oft eine helfende Hand gewünscht, die mir mit Klarheit und Struktur etwas Licht ins Dunkle bringt. Die mir den Alltag erleichtert und mit einer Anleitung zum »Sich-selber-finden« den Weg verkürzt. Ich glaube, jeder von uns kann eine solche Unterstützung hin und wieder gebrauchen. Und manchmal sind es auch scheinbar ganz banale Dinge, wie der richtige Ernährungsplan oder das adäquate Work-Out-Programm, die den Alltag vereinfachen und uns einen kleinen Schritt voranbringen. Eine wichtige Erfahrung war zum Beispiel für mich, dass es leichter ist, sich kleine Ziele zu stecken, denn so stellen sich auch schneller Erfolgserlebnisse ein. Wer sich vornimmt, von heute auf morgen sein gesamtes Leben umzukrempeln, wird es schwer haben, denn die Psyche kommt gar nicht hinterher. Sich zu verändern ist nicht leicht und wir brauchen als Belohnung Erfolgserlebnisse, damit sich festgefahrene Strukturen nachhaltig auflockern. Deswegen heißt es: erreichbare Ziele setzen und einem gut geordneten Prinzip folgen. Sich nicht zu sehr selbst geißeln, sondern das Leben genießen. Und dazu gehört auch, sich seine vermeintlichen Laster zu gönnen. Denn von Selbstkasteiung bin ich weit entfernt.

Das Leben soll Freude bereiten, in all seinen Facetten. Und wenn wir dabei gerne Wein trinken, tanzen gehen oder Schokolade essen – das ist und muss erlaubt sein.

Und so macht nicht nur die Suche nach dem Glücklichsein richtig Spaß, sondern auch das Projekt, sein körperliches Ideal zu finden, ob das nun Gewichtsverlust, Fitness oder eine ausgewogene Ernährung bedeutet.

Ich will kein Plädoyer für den perfekten Lebensweg verfassen oder jemandem ein Dogma vorgeben, was richtig oder falsch ist. Dein Weg ist in dir, so wie meiner in mir ist. Er ist in deinem Leben, in deiner Wahrheit, du musst ihn nur sehen lernen. Was wir aber tun können: Unsere Erfahrungen miteinander teilen. Und das möchte ich mit diesem Buch. Mir geht es darum, in einen Austausch mit mir und mit dir zu kommen. Schattenseiten gehören auch zum glücklichsten Leben dazu. Wir können lernen, mit ihnen umzugehen und persönlich an ihnen zu wachsen. Und vielleicht können die Werkzeuge, die mir geholfen haben, ein ausgeglichenes und reicheres Leben zu führen, auch für andere eine Hilfestellung sein. Denn die schönsten Menschen sind jene, die mit sich selbst zufrieden sind.

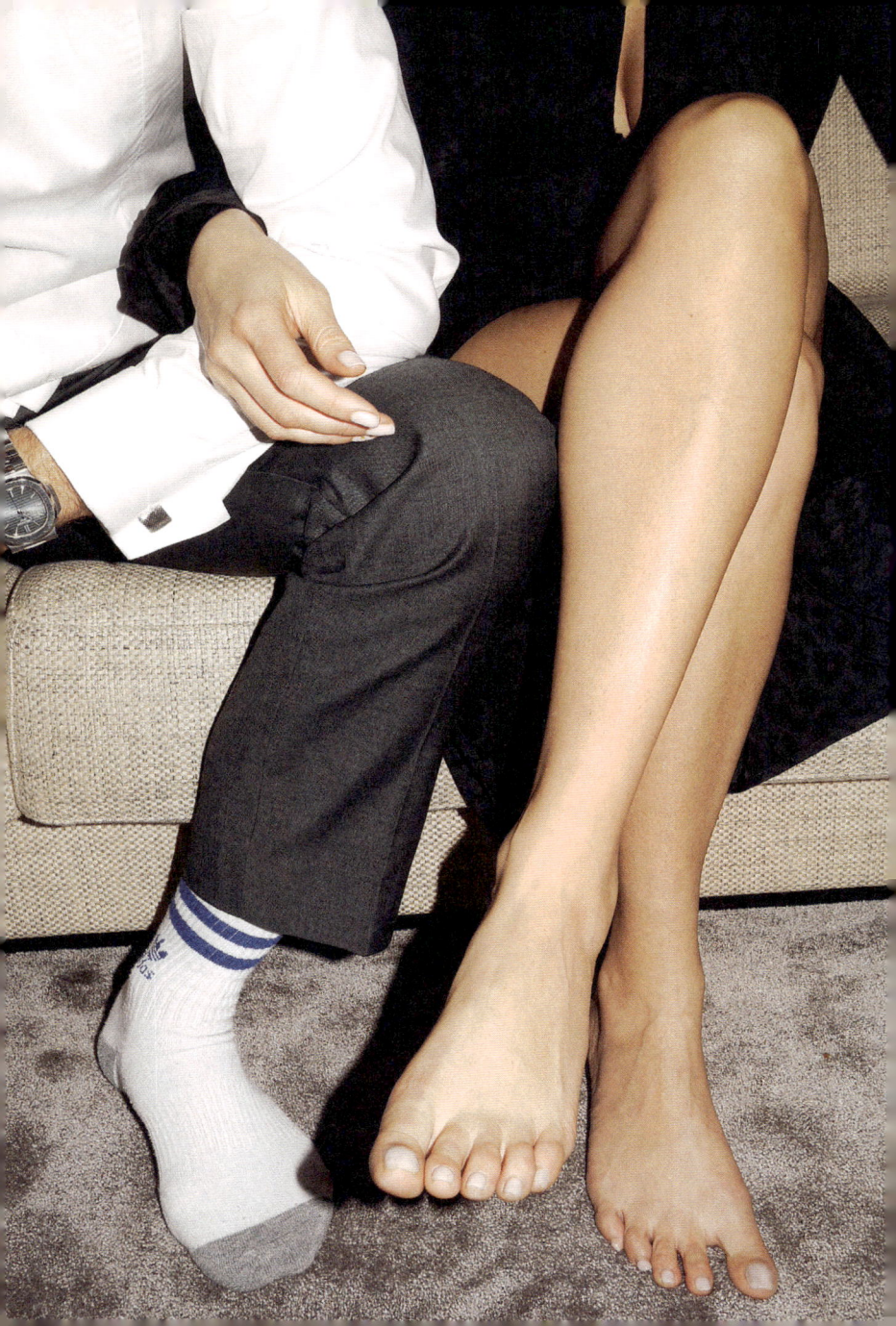

BEZIEHUNGEN

Hört man nur das Wort »Diät«, denkt man schnell an Ernährungstipps, Sportroutine und Beautyproduktempfehlungen. Für mich ist der wichtigste Ernährungsbaustein auf dem Weg zu einem schöneren Ich allerdings kein Nahrungsmittel. Es sind Beziehungen – zum Partner, zu Freunden, zur Familie und vor allem zu uns selbst. Jedoch scheinen diese Bindungen in unserer Gesellschaft immer seltener zu werden. Daher möchte ich dieses Kapitel der Säule Beziehung widmen und so mit einigem aufräumen – mit falschen Freunden, maroden Werten und fehlenden Idealen. Stattdessen soll im Vordergrund stehen, wie wichtig eine solide Basis aus Liebe, Rückhalt und Vertrauen für unser Wohlbefinden ist und wie sich gute Bindungen schaffen und pflegen lassen.

DIE BEZIEHUNG ZU MIR

*Seit meiner Jugend bin ich durch das Modeln
stets sehr viel allein gewesen – auf Reisen,
in Städten, weit weg von zu Hause.
Als ich mit Anfang 20 nach New York zog,
um dort zu modeln und an der Schauspielschule
zu studieren, kannte ich niemanden.*

Mein einziger Freund war mein Tagebuch. Das war schön, aber nicht immer ganz leicht. Die Distanz zu meiner Familie war plötzlich sehr groß, ich war nun wirklich ganz auf mich gestellt. Tatsächlich aber machte mir die Einsamkeit bald nichts mehr aus und später fand ich an der Schauspielschule Anschluss. Was am Wichtigsten für mich war: Ich hatte meine beruflichen Ziele klar gesteckt und konnte sie mit viel Enthusiasmus verfolgen. Da blieb kaum Raum für Einsamkeit.

Umso mehr traf es mich einige Jahre später. Ich lebte mittlerweile in Berlin und hatte gerade meine kleine Tochter bekommen, war aber größtenteils auf mich alleine gestellt. In dieser Zeit spürte ich zum ersten Mal, wie einsam man sich auf der Welt fühlen kann. Und das, obwohl ich hier eingebettet war in meine Kultur und ein soziales Umfeld. Aber von meinen Freunden vor Ort waren plötzlich nicht mehr viele da. Mein Lebensfokus, der nun auf einem kleinen Kind ruhte, passte wohl nicht mehr gut in ihr Leben. Mir wurde klar, dass auch ich überdenken musste, welche Form von Beziehungen ich bislang wertgeschätzt hatte. Ich zog mich stark zurück, um mich neu zu sortieren und mich ganz auf meine Tochter zu konzentrieren. Während ich unfähig war, wirklich am Leben teilzuhaben, hielt sich auch das Leben von mir fern. Über ein Jahr waren Daliah und ich sehr viel allein. Nur meine engste Familie und sehr ausgewählte Vertraute durften in unsere kleine Welt kommen. Ich begann, mich intensiv mit dem Thema Beziehungen zu beschäftigen und damit, wie wichtig sie für ein glückliches Leben sind. Es fiel mir auf, wie oft wir uns von dem entfernen, was uns guttut. Vor allem lernte ich, dass zu viel Einsamkeit dem Menschen schadet.

WAS WIRKLICH GLÜCKLICH MACHT

Eigentlich leben wir in einer Zeit, in der wir gefühlt so vernetzt sind wie nie zuvor. Das Internet, die sozialen Medien, FaceTime und Co. machen das globale »World-Hopping« möglich. Man ist ständig digital verbunden, über Zeitzonen und Landesgrenzen hinweg. Einer US-Studie zufolge hat sich der Anteil der einsamen Menschen in den letzten 50 Jahren sogar verdoppelt. Und das wirkt sich nicht nur auf unser Wohlbefinden, sondern auch auf Gesundheit und Aussehen aus. Studien belegen, dass einsame Menschen schlechter schlafen, mehr Stress spüren sowie Schmerzen und Krankheitssymptome stärker empfinden. Einsame Menschen sind anfälliger für eine Depression als diejenigen, die in ein stabiles Umfeld eingebunden sind. Das heißt: Wertvolle Bindungen lassen uns länger leben und halten vor allem den Geist gesund. Vor einigen Jahren veröffentlichte die Universität Harvard eine Studie, die sich damit beschäftigte, was uns wahrhaftig glücklich macht. 75 Jahre lang untersuchten Forscher*innen Hunderte von Menschen. Was den Probanden am Ende ein erfülltes Leben bescherte, waren weder Geld noch zwangsläufig Gesundheit. Es war zum einen die Liebe, die Bindung zu anderen Menschen. Zum anderen war es der eigene Lebensweg, sprich ein Ziel, eine Aufgabe im Leben zu haben. Im Bezug auf Beziehungen strichen die Forscher heraus, dass es nicht auf die Quantität, also die Menge an Beziehungen, ankomme, sondern auf deren Qualität.

In einer berührenden Dokumentation litt eine Engländerin über viele Jahre unter schweren Depressionen. Sie wurde mit diversen Medikamenten behandelt, die nicht halfen. Die »schnelle« Lösung wirkte also nicht. Dann entschlossen sich die Ärzte, sie mit anderen depressiven Patienten zusammenzuführen. Die Gruppe erhielt die gemeinsame Aufgabe, einen Garten zu bauen. Und dies veränderte nach und nach alles. Durch die Gemeinschaft, die Tagesstruktur und das Zukunftsziel fand die Protagonistin im Laufe der Monate ins Leben zurück. Heute lebt sie ohne chemische Antidepressiva. Es war ein sehr bewegender Moment, als sie sagte: »Als der Garten zu blühen begann, erblühten auch wir wieder zum Leben.«

Es scheint also offensichtlich, dass soziale Bindungen sowie ein Ziel im Leben, eine Aufgabe, einen sehr heilsamen und nachhaltigen Effekt auf unsere Psyche haben. Dieser Lösungsansatz versteht den Kern des Problems.

Ein wichtiger Punkt, denn uns wird von Gesellschaft und Industrie oft vermittelt wird, dass die Dinge, die uns glücklich machen, etwas kosten müssen. Kleidung, Beautyprodukte und weitere materielle Dinge zum Beispiel. Tatsächlich sind aber die Dinge, die unser Leben am meisten bereichern, umsonst.

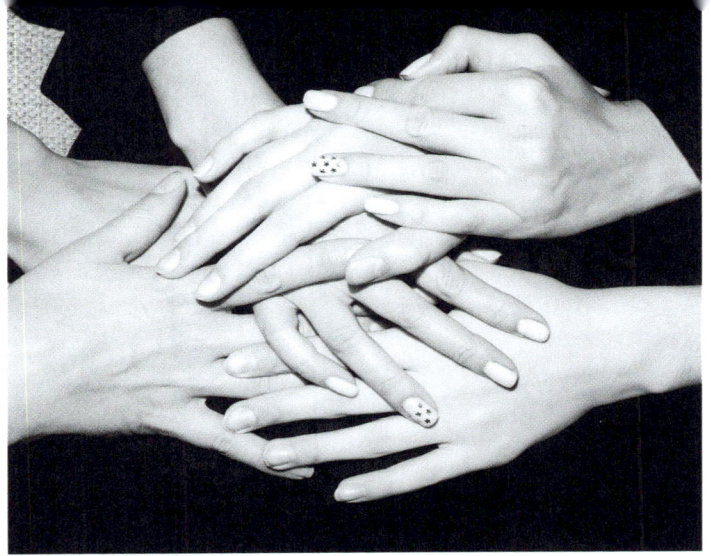

SOZIALE ABLEHNUNG TUT WEH

Einsamkeit bedeutet Isolation und dass wir uns nicht wertvoll fühlen. Neurowissenschaftler haben herausgefunden, dass Zurückweisung, Ablehnung und ein »Nicht-dabeisein-Dürfen/Können« unser Gehirn an der gleichen Stelle aktivieren wie körperliche Verletzungen oder Schmerzen. Bestimmt hast du dich auch schon einmal ausgeschlossen gefühlt und weißt, wie unangenehm es ist, sich nicht zugehörig, gesehen und anerkannt zu fühlen. Und eben diese Emotionen sind mit dem Schmerzempfinden gekoppelt. Dafür gibt es in der Neurowissenschaft sogar einen Begriff – er lautet »sozialer Schmerz«.

Die Gründe dafür liegen sehr lange Zeit zurück. Denn in der Steinzeit, als wir Menschen noch natürlichen Gefahren wie wilden Tieren oder kalten Nächten ausgesetzt waren, stellte sich heraus, dass es sich in der Gruppe besser überleben ließ. Ganz klar: Auf sich allein gestellt war die Gefahr groß, nicht ausreichend für sich sorgen zu können, zu erfrieren oder von einem wilden Tier gefressen zu werden. Menschen, die es als schmerzhaft empfanden, wenn sie sich von der Gruppe absonderten, hatten bessere Überlebenschancen. Als Teil der Gemeinschaft waren sie geschützt. Das Wissen, einem »Stamm« anzugehören, in dem man aufgefangen und unterstützt wird, sorgte für Seelenfrieden und Halt.

Heutzutage haben wir das schmerzhafte Gefühl der Einsamkeit, das uns einst vor größeren Gefahren schützen sollte, vielfach als alltäglichen Begleiter akzeptiert und sogar kultiviert. Wir trennen uns früher von unseren Eltern, leben zunehmend alleine und nicht mehr im großen Familienverbund. Wir verbringen viel Zeit in unserer eigenen Welt, am Handy, vor dem Computer, im Internet, mit Netflix oder Youtube. In jedem Fall braucht es heute wenig soziale Fähigkeiten, um sich im Privatleben unterhalten zu fühlen. Aber dabei fehlt etwas Fundamentales: der familiäre Anschluss und Rückhalt. Außerdem öffnet sich in den vielen Phasen des Alleinseins mehr Raum dafür, sich und die Welt eher negativ zu sehen. Die Gedanken kreisen um sich selbst, Depressionen haben leichteres Spiel.

Im Alleinsein laufen wir heute zwar nicht mehr Gefahr, irgendwo von einem Säbelzahntiger aufgefressen zu werden. Dennoch kann die Abgrenzung von engen Bindungen unser Leben verkürzen. Menschen, die sich dagegen in gesunden und soliden Beziehungen zu ihrem Umfeld befinden, werden im Schnitt älter. Das muss nicht immer eine Partnerschaft sein, sondern kann sich auch auf enge Beziehungen zu Freunden oder Familie beziehen. Es geht hierbei auch um den Respekt vor älteren Menschen, um ein Zusammensein im Familien- und Freundesverbund und um die Gewissheit, dass man sich jederzeit gegenseitig unterstützt.

ECHTE FREUNDSCHAFT

Aber warum leben wir in der westlichen Welt in einer zunehmend einsamen Gesellschaft? Viele Menschen haber nicht mehr als null bis zwei Freunde, wenn es um echte Bindungen geht. Nicht nur scheinen wir den Zugang dazu zu verlieren, wir suchen auch an den falschen Orten nach Glück!

Darüber zu sprechen, was in unserem Inneren vor sich geht, ist nicht immer leicht. Es scheint so viel einfacher zu sein, uns an äußeren Faktoren abzuarbeiten, die unser Leben bestimmen – wie die Ernährung. Jahrelang haben wir uns über Junkfood echauffiert. Wir haben Fast-Food-Ketten boykottiert und alle, der eine mehr, der andere weniger, unser Ernährungsbewusstsein kultiviert.

Aber was ist eigentlich mit »Junk Values«? Ich habe den Eindruck, dass wir in einer Zeit des Werteverfalls leben. Es geht viel darum, öffentliche Anerkennung zu generieren, über Statussymbole und Geld. Vor allem aber spielt die Selbstdarstellung über das Internet eine große Rolle. Es dreht sich alles um die Bestätigung auf sozialen Netzwerken, um einen Austausch mit einem Pool an Menschen, mit denen wir gar nicht wirklich in Kontakt stehen. Es geht um Follower und diesen kurzen Dopamin-Kick: Bei jedem »Like« wird im Gehirn eine Minidosis Glückshormon ausgeschüttet. Es ist ein Konzept, das süchtig macht. Nur glücklich macht es nicht.

> *In the future, everyone will be world-famous*
> *for 15 minutes.* (Andy Warhol)

Dieser Satz ist heute so zutreffend wie noch nie zuvor. Er zeigt, dass es rein um die Selbstdarstellung auf einer eigentlich nicht realen Oberfläche geht. Zwischen medialer Sichtbarkeit und wirklich als Person wahrgenommen zu werden, besteht ein großer Unterschied. Dazu kommen die ständigen Vergleiche via Social Media, die dazu beitragen, dass wir uns ständig schlecht fühlen. Denn irgendwo macht irgendwer immer etwas, das noch cooler ist. Es entsteht eine stetige Sorge, etwas zu verpassen. Der Begriff dafür: »FOMO« (Fear of Missing out). Wenn man sich das so vor Augen führt, scheint es, als zahlen wir einen hohen Preis dafür, dass wir eigentlich nur über den Bildschirm unseres Smartphones scrollen und dass alles nur in unseren Köpfen stattfindet. Ich habe auch noch nie jemanden getroffen, der ehrlich gesagt hätte: »Social Media macht mich richtig happy.«

Denn soziale Medien suggerieren ja nur, in Verbindung mit anderen Menschen zu stehen. Was aber am Ende bleibt, ist ein Gefühl von Leere. Leere Beziehungen lassen sich gut mit einem simplen Beispiel aus der Ernährung vergleichen. Wenn man einige Scheiben Weißbrot isst, hat man auch im ersten Moment das Gefühl, sättigende Nahrung zu sich genommen zu haben. Tatsächlich ist der Mehrwertgehalt aber gleich null, und was zurück bleibt, ist ein leerer Magen, denn schon hat man wieder Hunger. Man könnte quasi sagen, Weißbrot gehört zu den Social Media der menschlichen Ernährung. Im ersten Moment schmackhaft und befriedigend, letzten Endes aber inhaltslos, leer und ungesund.

SOCIAL MEDIA SIND NICHT DIE REALITÄT

Ich werde immer wieder dafür kritisiert, dass ich nachdenkliche Dinge auf Instagram poste – ich würde die gute Stimmung auf

Instagram verderben. Und wenn ich positive Inhalte poste, bekomme ich Kommentare, die mir vorwerfen, ein verfälschtes Bild der Realität darzustellen.

Und da fängt es ja schon an: Social Media sollten nie mit Realität verwechselt werden. Man muss sich darüber im Klaren sein, dass Menschen hier vornehmlich zeigen, was ihnen an positiven Dingen im Leben begegnet. Man will ja inspirieren und nicht demotivieren. Zugleich muss klar sein, dass Social Media nur ein Mittel der Inszenierung und gegebenenfalls der Selbstvermarktung sind. Das wahre Leben findet anderswo statt. Wir suchen häufig an den falschen Orten nach Glückseligkeit.

WIE ES BEI MIR ANFING

Bei jedem gibt es vielleicht ein anderes Aha-Erlebnis, das einem vor Augen führt, wie toxisch Social Media sein können. Für mich war das ein Beziehungsende. In solchen Zeiten in sozialen Medien unterwegs zu sein, ist pures Gift. Man beschäftigt sich mit den falschen Dingen, sieht womöglich Inhalte, die wehtun. Oder man ist durch die Anonymität des Netzes Anfeindungen ausgesetzt. Aus Liebe zu sich selbst kann man aber ganz einfache Konsequenzen ziehen. Man kann Social Media entweder gleich aus seinem Leben verbannen oder deren Konsum stark reduzieren. Ich selbst habe mir angeeignet, Plattformen wie beispielsweise Instagram verstärkt nur noch für meine persönlichen Inhalte zu nutzen. Ich lade die Bilder hoch, die im erweiterten Sinne mit mir, meinem Leben und vor allem meinem Job zu tun haben. Ansonsten schaue ich so wenig wie möglich, was die anderen machen.

Was du tun kannst:

- Möglicherweise tut es dir gut, ein paar Tage zu »detoxen«. Leg dein Smartphone für ein Wochenende in die Schublade und schau, was das mit dir macht.
- Genieße die Zeit ganz bewusst mit dir. Frage dich immer wieder: »Was brauche ich? Was tut mir gut?«
- Zu Hause sein bedeutet, ganz bewusst den Moment mit deinen Lieben zu genießen. Mit ungeteilter Aufmerksamkeit – aus Respekt gegenüber den anderen und auch uns selbst gegenüber.

  Ich finde es auffällig, dass es viele Menschen wieder verstärkt zu kreativen und handwerklichen Kursen zieht, wie etwa Malen oder Töpfern. Es zeigt deren Bedürfnis, sich künstlerisch mit konkreten Dingen auszudrücken anstatt sich mit virtuellen Welten zu beschäftigen.
- Egal, was du tust, beobachte dich dabei achtsam. Und frage dich immer wieder: »Was bringt mir das? Wie gut tut es mir? Ist es meine Zeit wert?«

SICH SELBST WICHTIG NEHMEN

Wenn wir über Beziehungen sprechen, dürfen wir die wichtigste nicht vergessen: Die, die wir mit uns selbst haben. Und im Zweifelsfall ist diese auch wichtiger als eine schlechte Beziehung zu einem Partner. Manchmal müssen wir uns von einem geliebtem Menschen trennen, wenn uns diese Beziehung nicht mehr guttut.

Ich bin lieber mit mir alleine in einer Zwölf-Quadratmeter-Wohnung als mit einem Mann, der mich nicht gut behandelt, oder in einer Beziehung, die mein Leben mehr belastet, als dass sie es bereichert. Grenzen für sich selbst aufzusetzen ist an dieser Stelle ganz wichtig, auch wenn man vielleicht nicht immer darauf vertraut, zu wissen, wo diese sitzen sollen. Das Bauchgefühl liegt da meist schon richtig. Für Frauen ab einem gewissen Alter wird es immer schwerer, Single zu sein. Sie scheuen sich davor, eine schlechte Beziehung aufzugeben, auch wenn sie vielleicht nicht gut für sie ist. Zu groß ist die Angst vor dem Alleinsein, vor dem Label »Singlefrau Ü 35«.

Ich bin seit drei Jahren Single, auch wenn ich eigentlich immer ein Beziehungstyp war. Bei mir ging es oft nahtlos von der einen Beziehung in die nächste. Ich fühlte mich damals vollständiger mit einem Partner an meiner Seite. Aber mit der Zeit habe ich gelernt, mich mehr auf mich selber zu konzentrieren. Natürlich finde ich es immer noch wahnsinnig schön, in einer Partnerschaft zu sein. Aber mir geht es auch alleine mit meiner Tochter wunderbar und ich bin weniger bereit, falsche Kompromisse einzugehen. Uns fehlt es ja an nichts. Eigentlich sollte man denken, dass diese Sichtweise in der Gesellschaft als selbstbewusst, emanzipiert und anerkennenswert aufgefasst werden würde. Stattdessen scheint es so, als dass der Singlestatus einer Frau in der Gesellschaft, insbesondere einer Frau über 35 und einer alleinerziehenden Mutter, gar nicht so erwünscht ist. Da gibt es mitleidige Blicke und besorgtes Nachfragen. Ganz nach dem Motto: Wer bist du, ohne Partner an deiner Seite? Das geht sogar soweit, dass man zu bestimmten Veranstaltungen nicht mehr eingeladen wird, wenn man keinen Partner hat. Man passt dann als Singlefreundin nicht mehr in die Pärchenrunde. Bei manchen Frauen hat man gar das Gefühl, dass sie Angst davor haben, man könne ihnen den Mann ausspannen. Das fällt mir oft im Nachhinein auf, wenn ich wieder in einer Beziehung bin. Auf einmal ändert sich die Dynamik, man wird mit offenen Armen empfangen, wo vorher ein skeptischer Blick wartete. Und plötzlich wird man aus allen Ecken eingeladen, nur weil man jetzt diesen oder jenen Mann datet. Ich finde diese Art zu denken vor allem deswegen schade, weil sie uns vorlebt, dass nur eine Beziehung das Ideal von einem glücklichen Dasein bedeuten kann. Dabei gibt es doch ganz andere Wege, um zufrieden zu sein, vor allem mit sich selbst. Und das kann sehr viel schöner sein, als beispielsweise in einer schlechten Beziehung zu stecken. Lieber happy und allein als gemeinsam einsam. Von daher finde ich diese Art der Stigmatisierung wirklich unerträglich. Aber wir müssen wohl in bestimmte Schubladen passen, auf denen ein Label steht, damit die anderen beruhigt sind. Irgendwie ist das doch total out-of-date, oder?

FREI VON SCHUBLADEN IM KOPF

Auch wenn wir das Urteil, oder besser gesagt: das Vorurteil der anderen nicht beeinflussen können, so können wir doch unseren Frieden damit machen. Und zwar, indem wir uns selbst möglichst frei davon machen, über unser Umfeld negativ zu denken. Fangen wir doch bei uns selbst an: Gehen wir großzügig mit uns und anderen um.

We are judging people for judging people
because judging people is bad.

Dumm, oberflächlich, auf der Jagd nach bestimmten Männern – das sind häufige Einschätzungen meiner Person. Und selbst, wenn ich wusste, dass dies Aussagen von Menschen sind, die mich gar nicht kennen, so konnte ich mich nicht immer frei davon machen. So etwas kann schon verletzen! Heute habe ich mir ein dickeres Fell zugelegt und sehe verstärkt darüber hinweg. Vor allem die in diesem Buch beschriebene Phase der intensiven Auseinandersetzung mit mir selbst sowie die daraus entstandenen sechs Säulen haben mir dabei geholfen, eine größere Gelassenheit zu entwickeln. Vor allem habe ich mir abgewöhnt, über andere zu urteilen. Was weiß man schon über sein Gegenüber, über die familiären

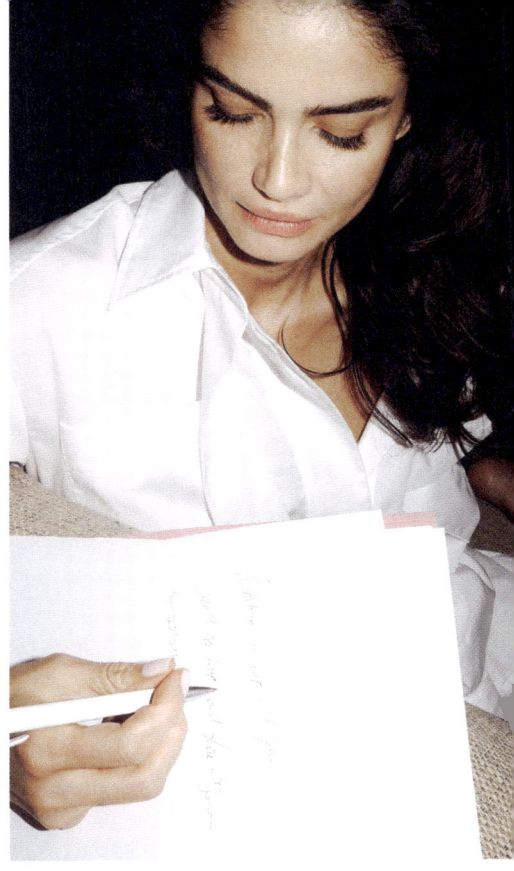

Hintergründe oder das Privatleben? Hat die Person vielleicht Geldsorgen, steht sie unter Druck, hat sie gesundheitliche Probleme? Wir alle haben unser Päckchen zu tragen und sollten ein wenig nachsichtiger sein.

In Momenten, in denen du dazu neigst, über andere zu urteilen, hilft es daher, sich einige Fragen zu stellen: »Wie würde ich mir wünschen, dass er oder sie mir begegnet?« Und: »Bin ich eigentlich so, wie ich gesehen werden möchte?« Denn: Viel schöner, als ein Urteil zu fällen, ist es ohnehin, positiv auf das eigene Umfeld zu blicken: »Mensch, die Frau finde ich klasse, die hat so viel Power!«, anstatt dich damit zu beschäftigen, was Negatives an ihr zu finden ist.

> *Ich gehe offen auf andere zu – und dann kommt*
> *der andere meist auch offen auf mich zu.*

Das Geben von Liebe und Zuneigung ist ein wichtiger Baustein zum Glücklichsein, ob im Rahmen der eigenen Familie oder im Zusammenschluss mit dem Partner oder mit guten Freunden. Dafür muss man nicht immerzu zusammen sein. Meine engsten Freunde sind auf der ganzen Welt verteilt und dennoch schaffen wir es, unsere Beziehung zu pflegen: mit gemeinsamen Urlauben, verständnisvollen Telefonaten oder auch mal mit einem kleinen Geschenk, das zum anderen passt. Freundschaft bedeutet für mich nicht, dass man sich ständig sehen muss, sondern dass man aufeinander zählen kann. Als ich vor vielen Jahren noch in New York lebte, steckte einer meiner engsten Freunde in Deutschland in einer Notlage. Ich holte ihn sofort nach New York, denn er hatte sonst niemanden. Dann lebten wir ein Jahr lang zusammen in meiner Miniwohnung, auf engstem Raum, bis er sich gefangen hatte. Wahre Freundschaft zeichnet sich durch Loyalität aus, dadurch, dass man füreinander da ist.

WAS UNS KINDER ZEIGEN

Die mit Abstand wichtigste Beziehung in meinem Leben ist natürlich die zu meiner Tochter – wir machen so gut wie alles zusammen! Wir essen gemeinsam, kaufen gemeinsam ein, diskutieren miteinander, lachen miteinander, leben miteinander. Sie ist mein Herz, das vor mir herläuft.

Sicherlich ist auch in dieser Beziehung nicht immer alles einfach und das Lernen hört nie auf. Mir ist besonders wichtig, Daliah die richtigen Werte zu vermitteln. Jeden Abend sagen wir einander drei Dinge, für die wir dankbar sind. Aber es dürfen keine materiellen Dinge sein. Und wenn ich dieses Ritual einmal vergesse, dann erinnert sie mich daran. Es scheint ihr also auch Spaß zu machen, am Ende des Tages über positive Erlebnisse nachzudenken. Zudem ist wissenschaftlich belegt, dass auch solch minimale Aktionen, in denen man sich wiederholt das Positive im Leben vor Augen hält, zur Ausschüttung von Serotonin, also Glückshormon, führt. Dieses Hormon ist nicht nur ganz allgemein wichtig für unser Wohlbefinden, es hilft auch beim Einschlafen, da es beruhigt und glücklich stimmt. Ich glaube fest daran: Wenn man sich auf die guten Dinge konzentriert, die man hat, schafft das auf Dauer einen gesunden Geist.

Das Spannende an der Beziehung zu unseren Kindern ist in meinen Augen vor allem, was wir von ihnen lernen können. Meine Tochter hat mir vor allem beigebracht, mich zu erden. Und auch, wie wir miteinander kommunizieren, ist unheimlich wichtig. Ich sage oft zu ihr: »Du kannst nicht einfach nur weinen, du musst mir sagen, was los ist. Du musst mir sagen, was ich falsch gemacht habe, sonst kann ich dir nicht helfen.« Gefühle zu beschreiben, ist mir früher selbst nicht leicht gefallen, da ich sehr viel empfinde. In der Vergangenheit habe ich dann emotional eher zugemacht. Aber Daliah hat mir auch beigebracht, das, was ich empfinde, in Wörter zu packen und auch, danach zu fragen, was in ihr vorgeht.

ACHT ASPEKTE FÜR GUTE BEZIEHUNGEN

Dieser Abschnitt soll zum Ausdruck bringen, wie wichtig Beziehungen für ein gesundes und erfülltes Leben sind und welche Beziehungen es zu pflegen gilt. Es soll aber auch zeigen, von welchen wir uns distanzieren sollten – wenn sie uns nicht guttun, und warum das auch so sein muss.

Beziehungen machen unser Leben reicher, lustiger, schöner und länger. Sie bilden die beste Basis für ein glückliches Leben. Was kannst du also ganz konkret tun, um die Beziehungen in deinem Umfeld wertvoll zu gestalten und zu fördern? Jede bedeutsame Unterhaltung, die du führst, jedes offene Ohr, jeder authentische und hilfreiche Akt, jedes ehrliche Wort, jedes eingehaltene Versprechen und jede ernsthafte Entschuldigung wird dazu führen, dass du wertvolle Beziehungen aufbaust, die dein Leben bereichern werden. Sie bilden die Basis für ein glückliches und bedeutsames Miteinander und ebenso für dein schönstes Ich – von innen wie von außen.

ZUHÖREN

Zu schnell lassen wir uns während eines Gesprächs ablenken, schauen aufs Smartphone. Unbewusst zeigt das dem anderen: »Du bist nicht so wichtig, als dass du meine ungeteilte Aufmerksamkeit verdienst.« Es geht beim Zuhören in erster Linie darum, sich empathisch in den anderen hineinzuversetzen. Nicht darum, die eigene Meinung beizusteuern. Denn es ist für den anderen besonders hilfreich, vor allem Verständnis zu bekommen. Ratschläge solltest du eher vorsichtig anbieten, als sie ungefragt zu erteilen.

VERTRAUEN

Vertrauen ist die wichtigste Basis einer jeden Beziehung. Es entsteht vor allem über die stetige Kommunikation miteinander. Denn so kommst du näher an die Wirklichkeit deines Gegenübers heran, du erhältst Einblick in seine oder ihre eigene Welt. Außerdem vermittelt ein häufiger Austausch ehrliches Interesse an der anderen Person.

AUTHENTISCH SEIN

Nur wer authentisch, also ehrlich mit sich und anderen ist, kann seine wahren Gefühle und Gedanken mitteilen. Dazu gehört es auch, die eigenen Makel anzuerkennen. Denn: Nobody is perfect! Wenn du selbst Fehler zugibst oder von einer Schwäche erzählst, machst du es deinem Gegenüber leichter, sich ebenfalls zu öffnen. Das schafft wiederum Vertrauen.

HELFEN

Einander zu helfen schafft Verbundenheit. Und das fängt schon bei den kleinen Dingen des Lebens an, bei einer Tasse Kaffee, die man dem anderen vorbeibringt, oder dem Angebot, beim Abwasch zu helfen oder die Einkäufe zu tragen. Wer unterstützt wird, hat das Gefühl, weniger alleine auf der Welt zu sein. Und anderen zu helfen, macht einfach Spaß!

EHRLICH SEIN

Gehe Halbwahrheiten aus dem Weg und mache es dir zur Aufgabe, ehrlich mit dir selbst und anderen zu sein. Menschen, die sich mit Lügen durchs Leben mogeln, kommen vorerst zwar auch ans Ziel. Längerfristig fliegen sie damit aber immer auf. Auf Dauer vertraut keiner jemandem wirklich, der immer wieder lügt. Das würdest du selbst selbstverständlich auch nicht tun.

VERLÄSSLICH SEIN

»Ich verlasse mich auf dich!« Das klingt toll, oder? Allerdings leben wir in einer Zeit, in der es gang und gäbe ist, sich Verpflichtungen zu entziehen und Verabredungen abzusagen. Vielleicht, weil so etwas per SMS einfach schneller und weniger unangenehm vonstatten geht. Oder jemand, der zu optimistisch und unkontrolliert nach vorne schaut, neigt dazu, zu schnell Versprechungen zu machen.

Verlässlichkeit bedeutet, Verantwortung dafür zu übernehmen, abzusehen, ob du eine Verabredung einhalten kannst oder nicht. Da hilft einfach ein Selbst-Check, mit dem du ein paar Mal ganz genau in dich hineinhörst: »Kann ich das Treffen realistisch einhalten? Schaffe ich die Abgabe der Deadline? Kann ich wirklich auf den Hund aufpassen?« Wer dann auch noch auf Worte Taten folgen lässt, hat viel Vertrauen gewonnen.

SICH ENTSCHULDIGEN

Es gibt Momente im Leben, da würde man lieber alles andere sagen als diese vier kleinen Worte: »Es tut mir leid.« Und dennoch reicht schon das manchmal aus, um die Stimmung der anderen Person um 180 Grad zu wenden. Es zeigt, dass wir die Verletzung des anderen anerkennen, dass du seine oder ihre Gefühle und die gemeinsame Beziehung wertschätzt.

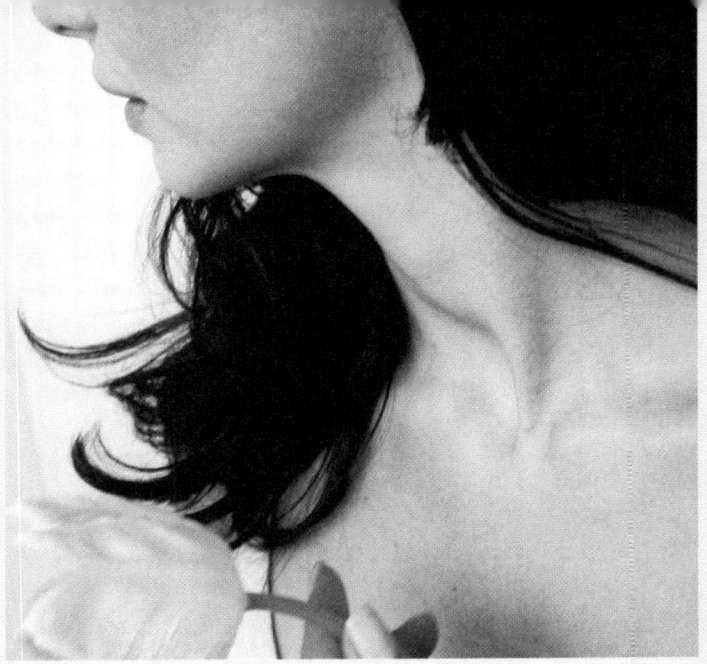

ANERKENNUNG ZEIGEN

Jeder sehnt sich danach, hin und wieder Anerkennung zu erfahren, Zuspruch zu erhalten. Warum nicht öfter auch das eigene Umfeld mit Komplimenten beschenken? Wenn du jemandem sagst, was du besonders an ihm oder ihr schätzt, dann sage genau, warum und wieso. Dadurch regst du die Person an, die Dinge, die sie auszeichnen, auch weiterhin zu tun und zu fördern. Und zwischen euch beiden entsteht ein positives Grundgefühl, das euch zusammenschweißt. Eine leichte Übung, um dir hierfür mehr Bewusstsein zu schaffen: Such dir eine Woche lang jeden Tag gezielt eine andere Person, der du ein ehrliches Kompliment machst. Und frag dich am Ende der Woche, wie sich das angefühlt hat und welche Erfahrungen du gemacht hast.

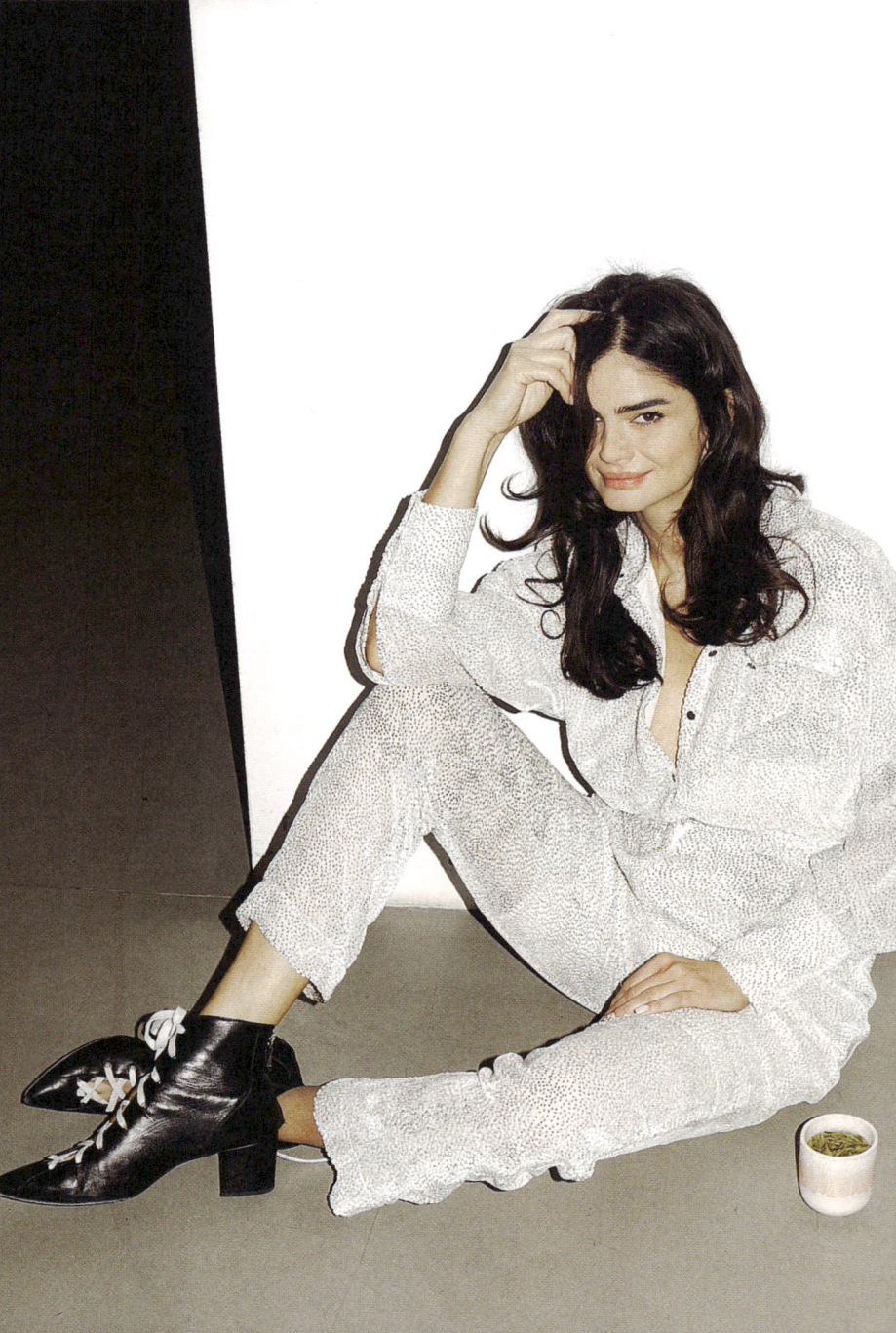

SPIRITUALITÄT

Unter dem Begriff Spiritualität versteht jeder etwas anderes. Der eine denkt an Religion, der andere an eine Form der Geistigkeit. Es gibt in unserer Gesellschaft sogar einen regelrechten Trend zum Spiritualitätshype. Ich nenne das immer das »Wuwuwu«, bei dem es nur noch um Extreme geht: extremes Yoga, extreme Meditation, extreme Ernährung und extrem viele Burning-Man-Fotos. Aber einen Trommelkurs in Tulum oder einen Achtsamkeitsworkshop auf Gran Canaria zu belegen, hat für mich nichts mit Spiritualität zu tun. Für mich bedeutet Spiritualität in erster Linie Liebe zu mir selbst und zu meinem Umfeld.

FREE YOUR MIND – CHANGE YOUR STORY

Spiritualität heißt Zuwendung zur inneren Seite, in allen möglichen Formen. Das kann die Entfaltung der eigenen Kreativität bedeuten, das Lesen bestimmter Literatur oder die Hinwendung zur Natur. Vor allem aber ist Spiritualität, so wie ich sie lebe, für mich zu einem wichtigen Tool geworden, um meine Gedanken gezielt zu verändern.

Vielfach nehmen wir negative Gedanken zu den schmerzhaften Erfahrungen der Vergangenheit als gesetzt an. Für mich war es vor allem ein bestimmtes Trauma meiner Kindheit, das mich bis ins Erwachsenenalter hinein beeinflusst hat. Dazu gibt es eine wichtige, positive Nachricht: Mit dem richtigen Angang lässt sich das eigene Mindset umpolen.

Dies ist auch wissenschaftlich belegt: Wer seine Gedanken verändert, der verändert auch die Struktur des Gehirns. Ich fand diese Erkenntnis sehr inspirierend und habe nach konkreten Mitteln und Wegen gesucht, meine Denkweise nachhaltig umzustrukturieren und in eine positive Richtung zu lenken. Dabei wurde die spirituelle Praxis zu etwas ganz Handfestem, zu einer Art Hilfestellung, um mein Denken neu zu kodieren und meine eigenen Traumata in die Vergangenheit zu verbannen.

VERLASSEN VOM VATER

Als ich fünf Jahre alt war, hat mein Vater unsere Familie verlassen. Von jetzt auf gleich. Ich weiß noch genau, wie ich mitten in der Nacht aufgewacht bin und durch unsere Wohnung lief. Ich wusste natürlich nicht, dass er nicht mehr da war, aber ganz instinktiv suchte ich nach ihm. Ich bin bis zur Haustür gerannt und wollte gerade ins Treppenhaus laufen, als ich auf einmal meine Mutter neben mir stehen sah. Ihre traurigen Augen werde ich nie vergessen. Mein Vater war für immer gegangen – ohne sich zu verabschieden. Kein liebes Wort, keine letzte Umarmung, kein sanftes Streichen über die Wange. Er war einfach weg.

Im Nachhinein weiß ich, dass in diesem Moment etwas in mir zerbrach. Es war das Urvertrauen, das fundamentalste Bindungselement, das ein Kind in der Beziehung zu seinen Eltern hat. Stattdessen verankerte sich in meinem kindlichen Ich das schreckliche Gefühl der Abweisung. Das Gefühl, dass mein Vater mich nicht liebte, dass ich etwas falsch gemacht hatte. Ein Trauma, das mich fortan begleiten sollte. Bis ins Erwachsenenalter hinein identifizierte ich mich mit einer Angst vor dem Verlust, mich verfolgte die Sorge, nicht genügen zu können. Obwohl ich noch ein Kind gewesen war, als unsere Familie zerbrach, und keinerlei Einfluss darauf hatte, was damals geschehen war, wurde meine Vergangenheit zu meiner Gegenwart. Die damit verbundenen Ängste, Komplexe und negativen Gedanken wuchsen mit mir mit, wurden zu einem untrennbaren Teil von Shermine, dem Mädchen, und Shermine, der Frau. Die Angst vor einem zerrütteten Elternhaus bestimmte meine Zukunftsvorstellung, bei mir sollte alles anders werden. Ich wollte unbedingt eine heile Familie aufbauen und damit wiedergutmachen, was in meiner Kindheit zerbrochen war. Damit setzte ich mich wahnsinnig unter Druck und sicherlich zuweilen auch meinen Partner. Allerdings sah ich die Schuld für diese manchmal extrem aufgeladene Erwartungshaltung nie wirklich bei mir, denn ich war eben so, wie ich war. Meine Geschichte, das war ich. Mit all ihren Widrigkeiten. Oder nicht?

MIR SELBST AUF DER SPUR

Es kam die Zeit nach Daliahs Geburt und mit ihr die Monate der Introspektion. Meine Beziehung hatte das, was ich mir so sehnlichst gewünscht hatte, ein heiles Mutter-Vater-Kind-Ideal, nicht einhalten können. Stattdessen wurde mir klar, wie sehr

mein eigenes Kindheitstrauma mich in diesen Tagen wieder eingeholt hatte. Wie sehr ich auch zu dieser Zeit noch unter dem Schmerz von damals litt. Ich begann zu hinterfragen, warum die Vergangenheit mein Heute so stark beeinflusste. Warum sollte mich auf Dauer etwas quälen, was vor so langer Zeit geschehen war? Waren wir wirklich Sklaven unserer eigenen Gedanken?

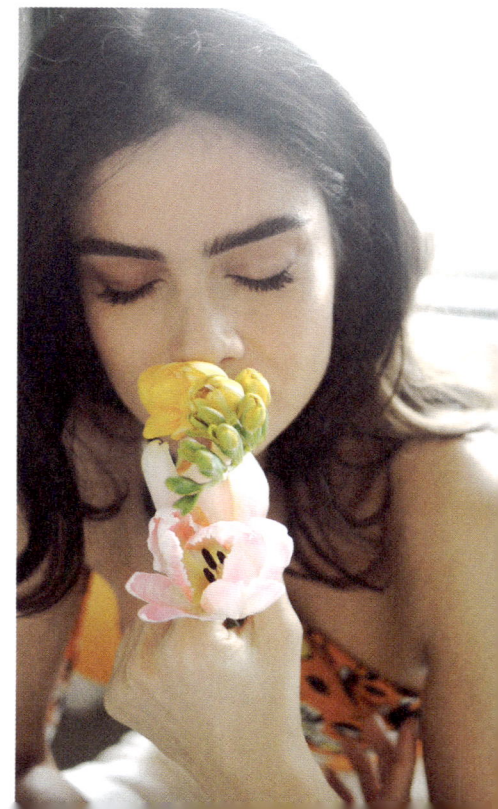

ACHTUNG, EINSTURZGEFAHR!

Tagtäglich haben wir etwa 70.000 Gedanken, von denen ein Großteil negativ ist. Warum das so ist? Die Tendenz zum negativen Denken ist in unseren Urinstinkten verankert. Vom Schlimmsten auszugehen, hat unsere Vorfahren vor Gefahren beschützt. Und negative Erfahrungen dienten als Lehrmeister, um erneut Schlimmes zu vermeiden.

Deshalb scheinen wir gegenüber negativen Gedanken so etwas wie ein übersteigertes Alarmsystem in uns zu tragen. Während ein positiver Gedanke leichtfüßig und schier unbeachtet im Bewusstsein ankommt, verschaffen sich negative Gedanken nachhaltig Gehör. »Du siehst heute aber toll aus!«, bleibt weniger im Kopf als: »Oh, geht's dir nicht gut? Du siehst heute aber mitgenommen aus.«

Wir identifizieren uns automatisch mehr mit dem Negativen als mit dem Positiven.

WIR SIND NICHT UNSERE GEDANKEN

Zudem gehen wir davon aus, dass unsere Gedanken konstant und fest zu uns gehören. Meine Vergangenheit, meine Gedanken, mein Gefühle – das ist meine Realität! Selbst wenn sie schmerzhaft, negativ oder traumatisch sind, denken wir, dass unsere Gedanken unsere Erinnerungen und damit auch unser Dasein prägen, und es fällt uns schwer, sie gehen zu lassen. Aber unsere Gedanken sind vornehmlich subjektiv und von unserem Ego gesteuert. Sie sind ein Produkt aus Erfahrungen, Prägung, Erinnerungen. Und es gibt ganz entscheidende, positive Neuigkeiten: Sie lassen sich ändern!

WIE KOMME ICH AN NEGATIVE GEDANKEN HERAN?

Während sich dieses Kapitel ausführlich mit diversen Methoden beschäftigt, die auch auf spirituellem Wege dabei helfen, unser Denken umzukodieren, steht am Anfang eine sehr praktische Übung.

1. Schreibe fünf Gedanken auf, die dich negativ beeinflussen. Zum Beispiel: Ich habe Verlustängste. Ich bin schwach. Ich kann mich nicht entscheiden. Ich habe eine zu starke Erwartungshaltung. Ich bin ein Loser. Ich bin wertlos.

2. Und jetzt schaust du dir an, ob diese Gedanken tatsächlich von Bestand sind – sammle konkrete »Beweise«. Trifft die negative Meinung im Einzelnen tatsächlich zu?

3. Frage dich dann: Wie lange sind diese Gedanken schon bei dir und Teil deines Lebens? Stammen sie aus deiner Kindheit, deiner Schulzeit oder vielleicht aus deinem Freundeskreis? Welche Menschen oder Umstände haben dazu beigetragen, dass diese negativen Gedanken und Meinungen bei dir entstanden sind? Schreibe all dies auf. Vielleicht war es dein Vater, der dir gesagt hat, dass du nicht genügst, oder du hattest Partner, die dir sehr zugesetzt haben. Vielleicht ist es die Einsamkeit in deinem Leben oder ein schwieriges Verhältnis zu den Geschwistern.

4. Sehr gut. Nun fragst du dich: Sind diese Meinungen über mich liebevoller Natur? Was lösen sie konkret in mir aus? Bringen sie mich im Leben weiter oder halten sie mich zu-

rück? Beispiel: Sie machen mir das Leben schwer. Ich bin blockiert von all der Wut. Ich stagniere. Meine Gedanken hindern mich daran, anderen zu vertrauen.

5. Nun kommen wir zu dem »Was kann ich ändern?« Ganz wichtig ist an erster Stelle das Vergeben. Vergib vor allen Dingen dir selbst, dass du so lange an diesen Gedanken festgehalten hast. Wenn es dir möglich ist, vergib im zweiten Schritt den Personen, die deiner Meinung nach Einfluss darauf hatten, dass sich deine negativen Meinungen und Gedanken geformt haben. Arbeite jeden Tag daran, dir selbst eventuelle Handlungen und Schuldgefühle zu verzeihen. Das kann zum Beispiel sein: Ich verzeihe mir, dass ich meine Bedürfnisse nicht richtig kommunizieren konnte. Ich verzeihe mir, eine Person in mein Leben gelassen zu haben, die mir nicht gutgetan hat. Ich verzeihe mir, dass ich selbst nicht gut zu mir gewesen bin.

6. Um sich weiter von den negativen Gedanken der Vergangenheit zu distanzieren, empfehle ich, Briefe an die Personen zu schreiben, die dir in diesem Zusammenhang eingefallen sind, und, wenn es dir möglich ist, ihnen zu verzeihen. Dabei geht es nicht darum, ihr Verhalten gutzuheißen. Sondern darum, dich selbst von diesen Erfahrungen loszulösen. Schreibe außerdem einen Brief an dich selbst, in dem du über das Verzeihen dir selbst gegenüber reflektierst. Im Anschluss kannst du die Briefe entweder abschicken oder verbrennen. Oder vielleicht behältst du sie auch einfach – höre auf dein Gefühl. Aber alles einmal aufgeschrieben zu haben, hilft enorm, die Vergangenheit ziehen zu lassen.

ERKENNE DEINE AUTOBAHN

Bei dieser Übung geht es darum, bestimmte festgefahrene gedankliche Strukturen erst einmal zu erkennen. Des Weiteren ist das Ziel, negative Gedanken durch positiven Assoziationen zu ersetzen. Später kann man immer wieder auf diese Liste zurückgreifen und schauen, inwieweit man sich bereits weiterentwickelt hat oder welche Gedanken nach wie vor noch eine Rolle spielen. In der Psychologie wird eine ähnliche Strategie verwendet, um Menschen mit Zwangsstörungen zu helfen: Mit sehr simplen mentalen Übungsschritten ist es möglich, sich von den eigenen Problembereichen zu distanzieren und jene Gedanken durch gesündere auszutauschen, die zuvor das zwanghafte Verhalten entstehen ließen. Was sonst mit Medikamenten behandelt wird, schafft hier das mentale Training. Ob es sich um Zwangsstörungen oder, wie in meinem Fall, um ein bestimmtes Trauma oder allgemein negative Gedanken handelt: Im Kern geht es um die Möglichkeit, gedankliche Strukturen zu verändern. Wie beim Training eines Muskels geht es jedoch nicht ohne kontinuierliche Praxis.

> *Wir sind, was wir denken. Alles, was wir sind,*
> *entsteht aus unseren Gedanken.* (Buddha)

Mir ist zuweilen schwergefallen, auch dann weiter an mir zu arbeiten, wenn es mir eigentlich gut ging. Aber man darf nie vergessen, dass sich das Leben ständig verändert und wir auf vieles keinen Einfluss haben. Was wir jedoch in der Hand haben, ist, wie wir den Höhen und Tiefen des Lebens begegnen. Hier habe ich vor allem in der fernöstlichen Philosophie Anleitung zur Gelassenheit gefunden.

INDISCHE PHILOSOPHIE
ALS ERSTE STÜTZE

Nachdem ich mich nach Daliahs Geburt einem sehr ruhigen Leben zugewandt hatte, begann ich, viel zu lesen. Schon in meiner Jugend hatte ich mich intensiv mit der Lehre des Dalai Lama beschäftigt. Das Fernöstliche liegt den Persern ohnehin nahe und mich hat stets interessiert, was es da, neben der abendländischen Religion und Philosophie, noch gibt.

Während Daliahs erstem Lebensjahr wurde mir vor allem die Lehre des indischen Philosophen Krishnamurti zur treuen Begleitung. Sie brachte mir bei, mein Leben ruhiger, aber erfüllter zu erfahren.

Beziehung ist der Spiegel,
in dem wir uns selbst sehen, wie wir sind.
Man kann mit einem anderen Menschen nur in
Harmonie leben, wenn man in sich selbst harmonisch ist.
Daher ist es in einer Beziehung so wichtig, nicht auf den
anderen, sondern auf sich selbst zu achten. (Krishnamurti)

Ich lernte, wie notwendig das Alleinsein für die ganzheitliche Entwicklung des Menschen ist. In dieser Zeit wurde mir bewusst: Ich habe in meinem Leben vieles falsch gemacht. Ich hatte die falschen Leute in mein Leben gelassen, aber auch die falschen Werte gelebt. Immer war es nur um Tempo gegangen. Dabei hatte ich ständig übersehen, dass es schwer ist, Tiefe im Leben zu finden, wenn man ständig auf der Überholspur unterwegs ist. Bei mir hatte sich viel um das Äußere gedreht und um die permanente Beschleunigung. Jetzt war mein neues Ziel, wirklich bei mir anzukommen.

MEDITATION ALS ZWEITE STÜTZE

Ich hatte viel über die Kraft der Meditation gelesen. Schon seit Jahrtausenden gilt Meditieren als erprobtes Mittel zur Kontrolle der eigenen Gedanken. Über eine kontinuierliche Meditationspraxis soll es möglich werden, das eigene Ego und die Gedanken, die es bestimmen, loszulassen. Und mehr als das: Aktuelle Studien widmen sich seit Jahren den positiven Auswirkungen, die Meditation auf das Gehirn haben soll. Sogar vom Wachstum des Gehirnes wird hier ausgegangen. So zeigte sich bei Teilnehmern eines achtsamkeitsbasierten Meditationskurses nach Ablauf der Studie, dass sich die Gehirnsubstanz, die für die Verarbeitung von Stress und Angst zuständig ist, verringert hatte. Stattdessen wiesen die Scans mehr Dichte in denjenigen Gehirnregionen auf, die für Selbstwahrnehmung und Mitgefühl zuständig sind.

Am Anfang kann Meditieren schon eine kleine Herausforderung bedeuten. Man sitzt beispielsweise auf einer Matte und soll wie auf Knopfdruck den Kopf frei bekommen. Stattdessen kreisen aber die Gedanken und man erwischt sich dabei, wie das Bewusstsein in alle möglichen Richtungen abdriftet. Mir ist es auch schon passiert, dass ich jedesmal, wenn ich zu meditieren begann, von einer wahnsinnigen Angst erfasst wurde. Aber wovor? Wenn man einfach mal still ist, kommt natürlich viel hoch. Man lenkt sich nicht ab. Die Herausforderung ist, die Gedanken, die da jetzt auftauchen, gar nicht emotional zu bewerten, weder mit Angst noch mit Freude. Anstatt an ihnen festzuhalten, sagt man sich ein einfaches Mantra vor: »Lass los!« Dabei konzentriert man sich ganz und gar auf die Atmung. Einatmen: »Lass…« – Ausatmen: »…los!«. Die Atmung gilt als Fokus der Meditation. Eine gleichmäßige, vertiefte At-

mung ist eine sehr effek-
tive Methode, innere Ruhe
und Entspannung herbei-
zuführen.

Manchmal kann es dir
auch helfen, eine angelei-
tete Meditation auszupro-
bieren. Dabei hilft dir ein
Lehrer mit gezielten Hin-
weisen während der Me-
ditation, das Abdriften der
Gedanken zu vermeiden.
Du bleibst so eher im Mo-
ment. Ganz egal, ob du
alleine auf dem Teppich
oder im Yogastudio medi-
tierst – zehn Minuten am
Tag helfen bereits, die in-

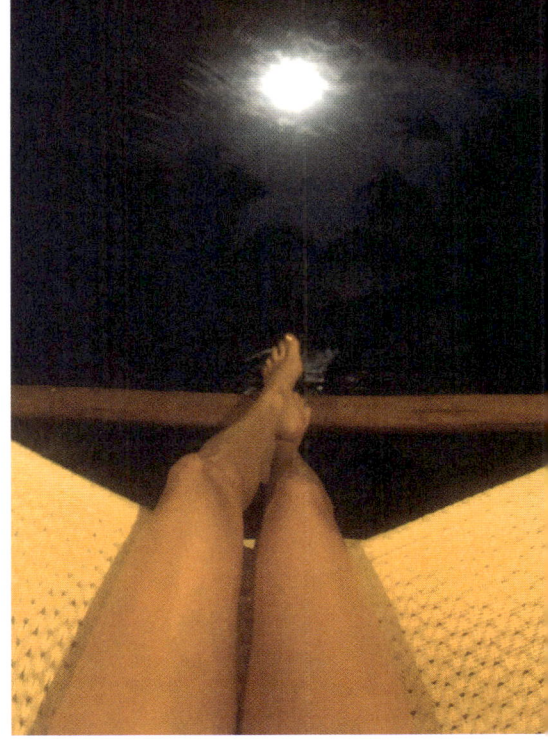

nere Mitte zu finden und in Balance zu kommen. Was dir sicherlich auch auffallen wird: Vieles, was sonst zu aufbrausen-
den Reaktionen führt, fällt danach weniger schwer ins Gewicht.

KREATIVITÄT

Ebenso wie auch unser Körper gefordert und trainiert werden
will, um fit zu sein und gut auszusehen, will auch unser Geist
stimuliert werden. Und dafür gibt es so viele Möglichkeiten! Ich
liebe es beispielsweise, in Kunstgalerien zu gehen, das habe
ich auch nach Daliahs Geburt häufig gemacht. Unheimlich be-
reichernd und beruhigend finde ich es auch, sich zu Hause

kreativ auszuleben. Für mich kann es Basteln mit meiner Tochter sein oder künstlerische Projekte, die ich für mich alleine umsetze. Oder es ist Lesen, Musik hören … Hauptsache, ich tue es bewusst.

> *Clean body, clean mind.*
> *Clean mind, clean body.*

NATUR MACHT DIE SEELE FREI

Auch die Natur ist für mich ein wunderbarer Ort, um bei mir anzukommen und die Seele frei zu machen. Besonders das mediterrane Klima hat es mir angetan, die Insel Ibiza ist meine absolute Lieblingsdestination. Hier habe ich mir ein bestimmtes Ritual angeeignet, um mich zu erden und bei mir selbst zu sein. Auf der Insel gibt es eine bestimmte Stelle, zu der ich jedes Mal laufe. Dorthin nehme ich niemanden mit, sondern setze mir meine Kopfhörer auf und laufe eine Stunde lang, bis ich meinen Platz am Wasser erreiche. Allein schon das Gehen ist toll, es befreit die Seele, einfach durchatmen zu dürfen. Es ist definitiv eine Form der Meditation. Sobald ich meinen Felsen erreicht habe, sitze ich dort für eine Zeit, blicke über das Meer und lasse meinen Gedanken freien Lauf. Ich bin dann voll und ganz bei mir. Das ist genau mein Moment, meine Spiritualität. Danach laufe ich alles wieder zurück. Am Ende bin ich oft nass geschwitzt, was sich wahnsinnig gut anfühlt, ein Work-out für den Körper und die Seele! Die Natur hat eine unfassbare Power, sie lädt meine Batterien immens auf. Und damit auch meine spirituelle Energie. Vor allem ist sie eine Form der Therapie, die nichts kostet. Ob das ein Spaziergang im

Wald, eine Wanderung in den Bergen, ein Nachmittag in den Feldern oder am See ist – die Natur ist für alle da und verbindet uns mit unseren ganz ursprünglichen Impulsen.

GENUSS – EIN MUSS

Wenn ich »clean body« und »clean mind« sage, dann heißt das im Übrigen nicht, dass ich Enthaltsamkeit und Selbstkasteiung predige. Die Balance ist das A und O, und wo die bei dir liegt, entscheidest du selbst. Ich habe gar nichts dagegen, auch mal ein Glas Wein oder zwei zu trinken. Im Gegenteil, ich finde, man sollte sich das erlauben, was einem guttut, solange sich alles die Waage hält. Dazu muss ich allerdings auch sagen, dass ich sehr viel kreativer bin, wenn ich mich in dieser Hinsicht zurückhalte. Gesunder Schlaf, Sport und gesunde Ernährung, all das macht den Kopf klar und schafft Raum zur kreativen Entfaltung. Dann sprudeln die Ideen regelrecht und man kann klare Gedanken fassen.

> *Ich lebe meine Gedanken,*
> *meine Gedanken leben nicht mich.*

Mit der Zeit wurde besonders Tagebuchschreiben zu einer wichtigen Stütze in meinem Leben. Jeden Abend schrieb ich meine Gedanken und das Erlebte auf. Nach einigen Tagen nahm ich mir das Geschriebene erneut vor und las laut, was dort stand. Diese Technik ist ein wunderbarer Weg, um eine gewisse Distanz zu dem zu gewinnen, was in einem vorgeht oder vorging. Das mache ich auch heute noch so, denn es hilft mir enorm dabei, mich selbst zu hinterfragen: »Habe ich die Situation erst ganz anders eingeschätzt und nicht auf mein Bauchgefühl gehört? War eine meiner Reaktionen vielleicht zu impulsiv?« Diese Art der Rekapitulation ist besonders wichtig für Menschen wie mich, die sehr viele Empfindungen haben. Oft überfallen mich Gefühle regelrecht, sind allumfassend und nehmen mich komplett ein. Das kann vor allem in Konfliktsituationen schwierig werden. Denn nur, weil ich etwas sehr intensiv empfinde, heißt das nicht, dass diese Emotionen auch immer berechtigt sind. In solchen Momenten hilft mir ein Vergleich sehr: Ich stelle mir meine Emotionen wie einen reißenden Fluss vor. Anstatt mitten drin zu sein, stelle ich mich ganz bewusst an den Rand des Stromes. Ich beobachte ihn ganz ruhig. Dann frage ich mich: »Willst überhaupt dorthin, wohin der fließt? Wo endet das, wenn du jetzt so weitermachst?« So können wir uns zurücknehmen und ein wenig Distanz zum Geschehen gewinnen. Es macht objektiver und kompromissbereiter.

Dasselbe funktioniert übrigens auch sehr gut mit Nachrichten auf dem Handy. Wenn wir zum Beispiel wütend sind oder uns in einer hitzigen Diskussion befinden, kriegen wir den Nachrichtenverlauf schnell in den falschen Hals. Wir sehen rot. Hier hilft es, einmal tief durchzuatmen und sich alles ganz ruhig einmal laut vorzulesen. Dadurch werden die Dinge oft klarer, als wir sie im ersten Moment sehen wollten.

RAUS AUS DER OPFERROLLE

Eine wichtige Erfahrung im Zusammenhang mit der Kontrolle meiner eigenen Gefühle war es auch, die Verantwortung für mein Handeln zu übernehmen. Liegt eine komplizierte Beziehung hinter uns, kann sich Selbstmitleid seinen Weg ins Leben

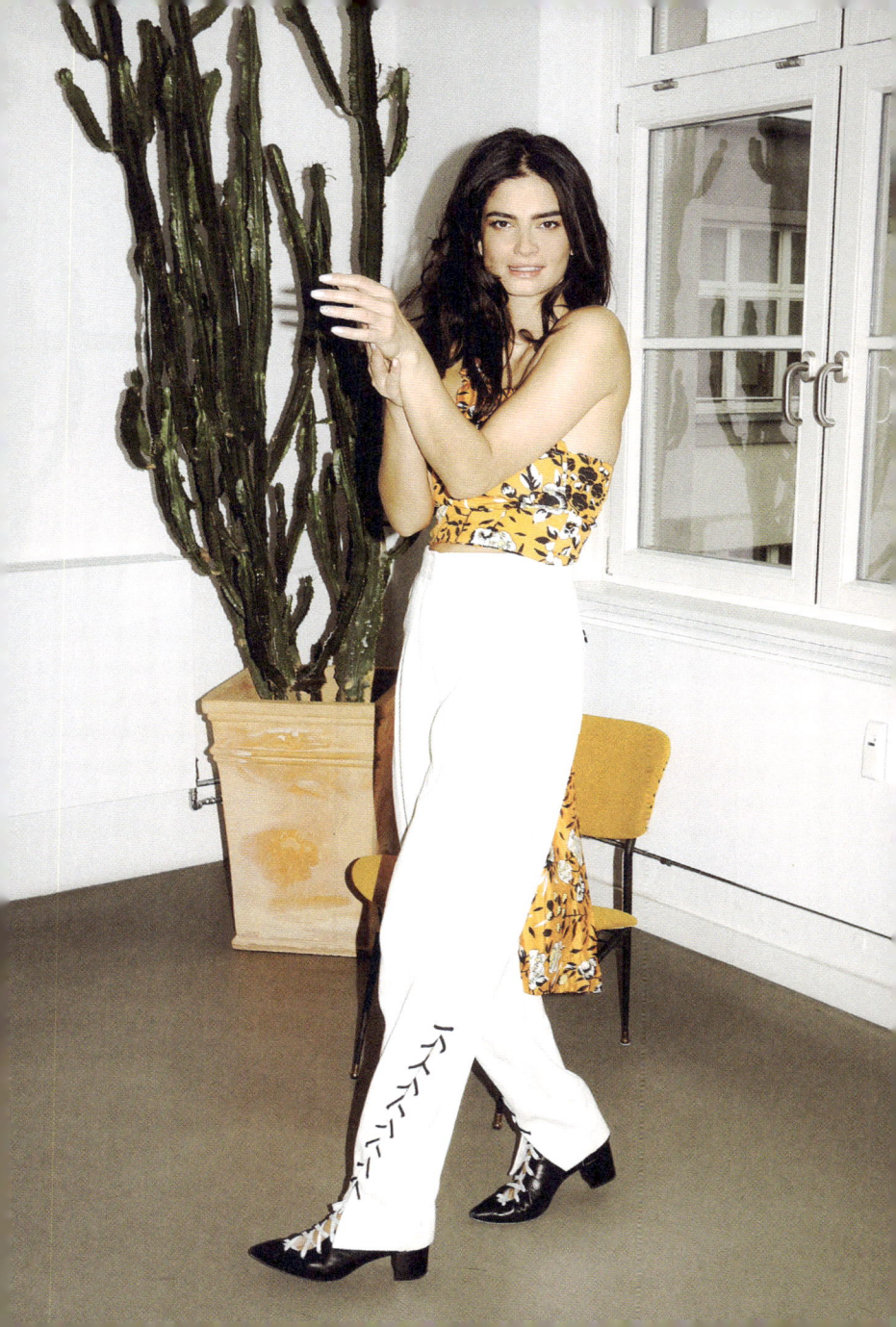

bahnen. Wir sind erschöpft, wütend, verletzt und sehen uns selbst als Opfer der belastenden Beziehung. Auf Dauer ist dies allerdings ein Zustand, der uns nicht weiterbringt. Wer sich immer nur als Opfer sieht, nimmt sich selbst die Chance, sich weiterzuentwickeln, sich über die Dinge zu stellen, die ihm widerfahren sind. Dadurch machen wir uns schwach. Stattdessen sollten wir uns Fragen stellen, die vielleicht erst einmal unangenehm erscheinen: »Was habe ich selbst vielleicht falsch gemacht? Wo habe ich es meinem ehemaligen Partner erschwert?« So übernehmen wir selbst wieder das Ruder und erkennen an, welche Rolle wir im Beziehungsgeflecht gespielt haben. So lässt sich das Geschehene nachträglich anders verbuchen, wir sind weniger Opfer und werden wieder zu einem eigenständigen, starken Wesen. Das kann sehr heilsam sein!

Zu diesem Prozess gehört auch, uns selbst zu vergeben. Egal, ob es nun um die Beziehung zu einer Freundin, einem Freund oder den Eltern geht. Bei mir hieß das, mir dafür zu verzeihen, vielleicht den falschen Partner für meine Beziehung ausgewählt zu haben. Ich hätte wissen können, dass er für die Rolle, in der ich ihn sehen wollte, gar nicht gemacht war. Ich verzieh mir auch dafür, wie ich mich in manch einer Situation ihm gegenüber verhalten hatte. Das war nicht leicht.

Der nächste Schritt kann dann noch sein, dass wir uns bei der jeweiligen Person für die Dinge entschuldigen, die wir innerhalb der Beziehung falsch gemacht haben. Das heißt nicht, dass der andere weniger verantwortlich ist für die Dinge, die einen leiden ließen. Es heißt nur, dass man sich selbst befreit von dem, was war. Auf diesem Wege lernt man, nach vorne zu schauen und zu vermeiden, dass einen eine solche Beziehung noch ewig weiterverfolgt.

VOM DUNKLEN INS LICHT

Spiritualität in all ihren Facetten hat mir geholfen, mich aus einer sehr schweren Lebensphase zu befreien. Wie auf einer Leiter bin ich mithilfe dieser einzelnen Hilfestellungen Sprosse für Sprosse aus einem dunklen Schacht nach oben gestiegen. Nach und nach wurden die Schritte leichter, das Licht he ler. Ich wollte am Anfang diese Realität nicht akzeptieren, wollte nicht akzeptieren, dass meine Beziehung gescheitert war, dass ich es vermeintlich nicht geschafft hatte, meine Vergangenheit zu begradigen. Aber dann habe ich gelernt, weniger kritisch mit mir zu sein und zu erkennen, dass es auch andere Lebensentwürfe geben kann, die glücklich machen. Heute habe ich zu meinem Kindheitstrauma eine Art Distanz aufgebaut, dieser spezielle Schmerz bestimmt mein Leben nicht mehr. Auch andere schwierige Erlebnisse und negative Gedanken konnte ich so verarbeiten. Ohne meine spirituelle Reise, die kontinuierliche Arbeit an mir selbst und die wichtigen Hilfestellungen wäre ich allerdings nicht dahin gekommen, wo ich heute bin – ohne das Lesen, das Schreiben, ohne die Ruhe, die Meditation und die Praxis, negative Gedanken mit positiven zu besetzen.

Regelmäßige Praxis

Wir sind keine Sklaven unserer Vergangenheit und negativer Gedanken. Nur, weil uns früher etwas passiert ist, weil wir eine bestimmte Erfahrung gemacht haben, bedeutet dies nicht, dass diese auch unser gegenwärtiges Leben oder unsere Zukunft bestimmen muss. Mein Rat ist, derartige Rituale und Praxen regelmäßig auszuüben. Mit der Zeit kannst du so deine Denkweise und deine Einstellung trainieren und formen. Je mehr du dies tust, umso weniger tief fällst du.

SECHS ASPEKTE FÜR SPIRITUELLES WACHSTUM

Hier erhältst du eine handliche Anleitung, die alle wichtigen Bausteine des Kapitels zusammenfasst. Sie kann ganz pragmatisch weiterhelfen, wenn deiner eigenen Leiter auf dem Weg nach oben die ein oder andere Sprosse fehlen sollte.

VERGEBEN IST WICHTIG

Einer anderen Person oder auch dir selbst zu vergeben bedeutet, dass du die Vergangenheit wirklich loslassen willst und kannst. Wer vergibt, der schafft sich selbst Frieden. Negative Gedanken und Gefühle von früher werden dich so nicht mehr länger verfolgen.

OHHHMMMMM

Dass Meditation dabei hilft, den Kopf frei zu machen, hat lange Tradition. Bereits seit 5000 Jahren nutzen die Menschen Meditation auf dem Weg zum inneren Gleichgewicht. Und wer denkt, dass man sich zum Meditieren bei Räucherstäbchen und Kerzenschein erst einmal in den Lotussitz zwängen muss, ist auf dem falschen Dampfer. Hat man einmal die erste Hürde überwunden, sich auf einige Minuten der Stille einzulassen, geht das Übrige wie von selbst: Setz dich bequem hin, schließe deine Augen und lass deine Gedanken ganz ruhig kommen und gehen. Sieh ihnen dabei zu, wie sie an deinem inneren Auge vorbeiziehen, ohne dabei länger bei einem einzelnen Gedanken zu verweilen. Beobachte stattdessen ganz ohne Wertung, was da so kommt und auch wieder geht. Schon zehn Minuten am Tag reichen aus, um deine Gedanken zu sortieren und deinem Tag eine frische Richtung zu geben.

BEFREIE DICH VON NEGATIVEN GEDANKEN

Fertige die auf Seite 44 beschriebene Liste an, in der du dich konkret mit den negativen Gedanken konfrontierst, die dein Leben beeinflussen. Geh alle erklärten Schritte durch und komm auch in den folgenden Wochen immer wieder zu dieser Liste zurück. Schau, wo du jetzt stehst und wie sich diese Gedanken anfühlen.

BEWEGUNG IST HEILSAM

Egal, ob in der Natur, im Fitnessstudio oder im Sportkurs: Bewegung macht körperlich und seelisch gesund. Während du dich ganz auf deinen Körper konzentrierst, kann sich der Geist erholen. Noch dazu schüttet dein Organismus während des Sports Endorphine aus und senkt im Gegenzug den Cortisolspiegel, das körpereigene Stresshormon. Sport versetzt dich somit umgehend in eine positivere und glücklichere Stimmung. Weshalb ich dem Thema Sport in diesem Buch auch später noch ein gesamtes Kapitel widmen werde (siehe ab Seite 128).

SEI ACHTSAM

Achtsamkeit bedeutet, dass du dich tagtäglich bewusst ein wenig mehr auf die Dinge konzentrierst, die sonst ganz automatisch ablaufen. Das fängt damit an, wie du deinen Tag beginnst: Versuche, dich gleich morgens auf die schönen und positiven Dinge zu konzentrieren. Das kann dein erster Kaffee sein, die aufgehende Sonne oder ein nettes Gesicht, dem du auf dem Weg zur Arbeit begegnest. Lass dich im Straßenverkehr nicht stressen, sondern achte darauf, wohin du fährst, betrachte die Welt, in der du lebst, mit neugierigen Augen. Es gibt jeden Tag etwas Neues zu entdecken. Ob das ein Haus in deiner Straße ist, das du so noch nie wahrgenommen hast, oder eine Ecke in deiner Wohnung, die du vielleicht noch nie so gesehen hast. Wenn du Achtsamkeit praktizierst, lernst du, dich eher auf die Gedanken einzulassen, die du steuern kannst und die positiv besetzt sind, als dich solchen hinzugeben, die dich schlechter fühlen lassen.

LASS DIE VERGANGENHEIT HINTER DIR

Ähnlich wie beim Vergeben geht es beim Zurücklassen von Erlebnissen darum, sich auf das Hier und Jetzt zu konzentrieren und das Vergangene vergangen sein zu lassen. Hast du deine Vergangenheit erst einmal hinter dir gelassen, wird in deinem Kopf Platz frei für neue, positive Gedanken. Du lebst ganz präsent im Hier und Jetzt.

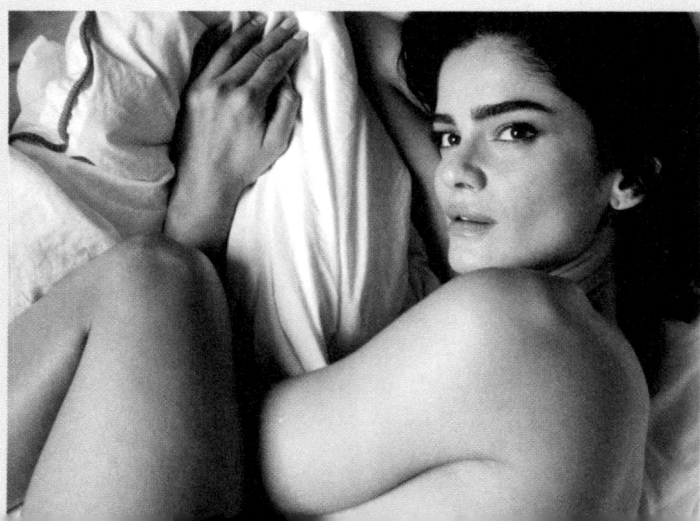

PROBIERE NEUE DINGE

Viele von uns sind Gewohnheitstiere. Aber sobald wir etwas Neues probieren, lernen wir dazu und machen unser Leben reicher. Noch dazu ist bewiesen: Wer Neues probiert, hält sich jung. Das Gehirn wird ähnlich wie ein Muskel trainiert und gefordert. Und damit lebt es sich länger. Außerdem macht es Spaß, die Komfortzone zu verlassen und neue Wege zu beschreiten, ob es sich um ein neues Hobby, ein neues Kochprojekt oder eine andere Urlaubsdestination handelt.

VERBRINGE ZEIT MIT DIR SELBST

Zeit mit dir selbst bedeutet Zeit für dich. Sobald du es schaffst, den Drang nach Ablenkung und Gesellschaft etwas zurückzunehmen, merkst du, wie schön es sein kann, dir einfach selbst zu genügen. Es entsteht Raum für Kreativität, die du für deine eigenen Herzensprojekte nutzen kannst.

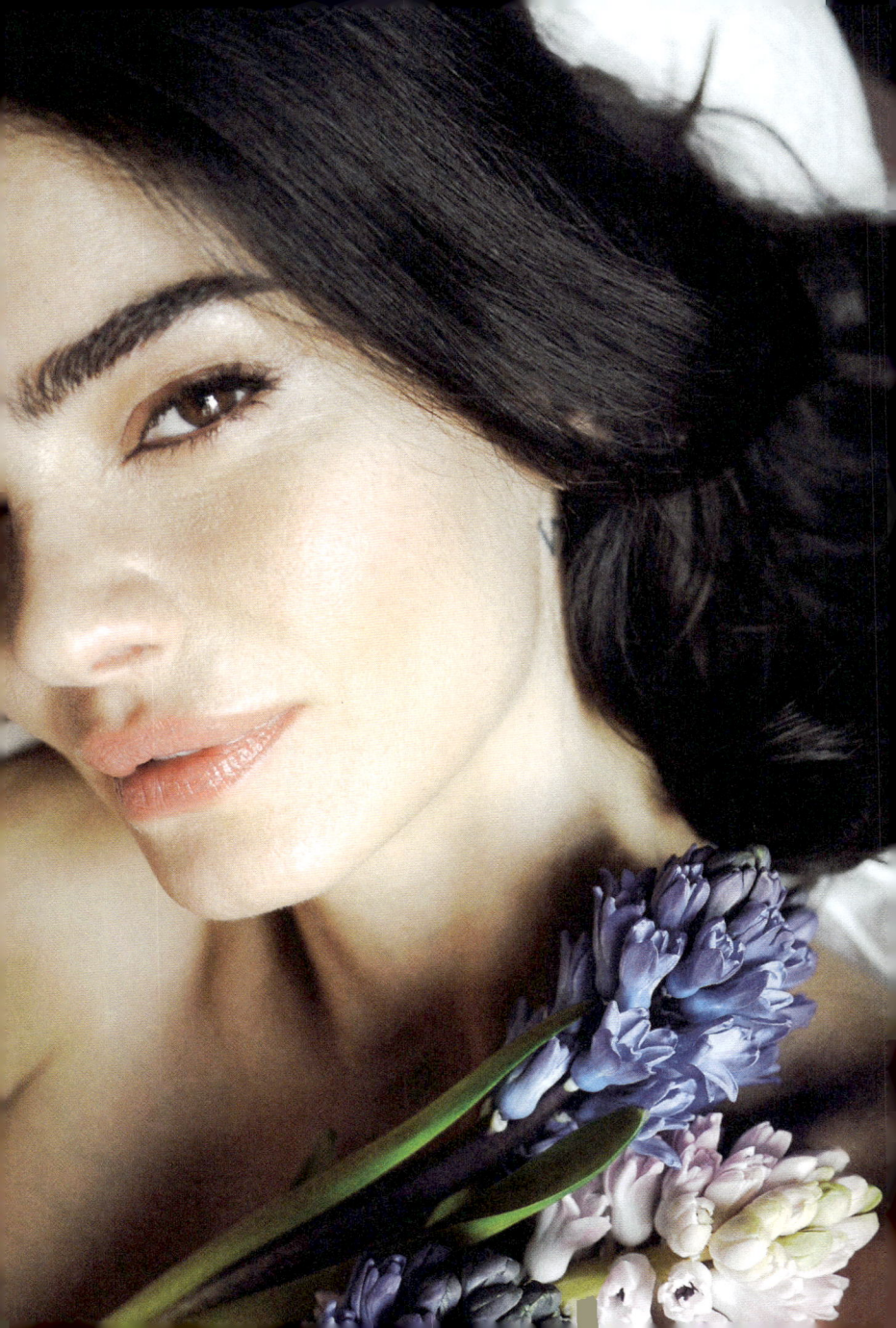

SEXUALITÄT

Für mich ist Sexualität ein grundlegender Baustein zum Glücklichsein. Seinen Körper zu kennen und zu spüren und sich mit seiner Sexualität wohl und sicher zu fühlen, macht nicht nur unfassbar viel Spaß, sondern hält noch dazu gesund. Nicht nur fördert regelmäßiger Sex ein gesundes Immunsystem, er führt auch zu einer Balance des Hormonhaushaltes, ist verantwortlich für Stressabbau, die Bindung zum Partner und besseren Schlaf. Darüber hinaus steht Sexualität aber noch für so vieles mehr.

SEX – EIN TABU?

*In unserer Gesellschaft scheint Sexualität in vielerlei
Hinsicht noch immer ein Tabuthema zu sein.
Während sich über tatsächlichen Sex oft nur hinter
vorgehaltener Hand ausgetauscht wird,
ist unsere Bildsprache auf der anderen Seite
komplett übersexualisiert.*

Es wirkt erst einmal paradox: Auf Instagram recken junge
Mädchen ihre prallen Hintern in die Kamera, als wäre »sexy
sein« nichts weiter als ein neuer Filter, der dem Image schmei-
chelt. Stars mit Vorbildfunktion, wie Rihanna oder Cardi B,
kultivieren eine Freizügigkeit, die einer gewissen Pornoästhe-
tik zuweilen nicht unähnlich ist. Und bis vor Kurzem schickte
ein großes Dessouslabel als Jahreshighlight reihenweise ste-
reotyp dünne Models in freizügiger Unterwäsche über den
Laufsteg. Kurzum: Es wird gefeiert, was augenscheinlich
»sexy« ist. Das hat allerdings wenig mit dem zu tun, was eine
gesund ausgelebte Sexualität bedeutet – nämlich Sinnlichkeit
und positives Körpergefühl, Intimität, Lustempfinden, Liebesleben und das verantwortungsvolle Verhältnis der Geschlechter zueinander. Genauso wenig wird dieses oberflächliche
Bild auch den Aspekten gerecht, die die dunklere Seite von
Sexualität beleuchten, nämlich Gewalt und Diskriminierung,
Macht und Vertrauensmissbrauch.

Egal, wie häufig halbnackte Frauen auf Plakatwänden abge-
bildet werden oder sich in Musikvideos auf einem Motorrad
räkeln – wenn es darum geht, ernsthaft über das Thema Sexualität und Diskriminierung von Geschlechterrollen sprechen
zu wollen, scheint die Gesellschaft merkwürdig auf Distanz zu
gehen. Dabei gibt es doch so viel zu bereden, auch im Bezug
darauf, was die adäquate Aufklärung unserer Kinder angeht.
Wir leben in einer Zeit, in der wir glauben, Frauen und Männer hätten auch im Bezug auf ihr Sexleben Gleichstellung erreicht. Jedoch ist es nach wie vor so, dass Sex auch als Mittel
zur Macht missbraucht wird und Frauen hier nach wie vor oft
die Leidtragenden sind, wie unlängst erst wieder die #MeToo-
Debatte veranschaulichte. Außerdem scheint Sex auch heutzutage noch immer mit Scham besetzt zu sein, insbesondere
dann, wenn es darum geht, wie Frauen ihre Sexualität auszuleben haben. Wir sehen also deutlich, dass es ganz allgemein
viel Redebedarf gibt. Tabuisierung und Entgrenzung sind zwei
Seiten einer Medaille. Der Weg führt nur über einen offen Di-
alog darüber, was Sexualität bedeutet.

MEINE EIGENE GESCHICHTE

Ich selbst komme aus einem recht konservativen Elternhaus.
Meine Mutter war Perserin, sie stammte aus dem Iran. Dort
wird definitiv anders über Sexualität und Geschlechterrollen
gesprochen als hier. Und obwohl ich in Deutschland geboren
und aufgewachsen bin, habe ich diesen Einfluss deutlich gespürt. Eigentlich war meine Mutter in vielerlei Hinsicht wahnsinnig offen, aber dennoch wurde über das Thema Sexualität
der Mantel des Schweigens gebreitet. Es wurde einfach nicht

besprochen oder war gar mit Scham besetzt. Ich bin so aufgewachsen, dass ich sogar meine Pille verstecken musste. Die Mutter einer Freundin war in diesem Zusammenhang lange meine Vertrauensperson. Meine eigene Mutter stand damals sehr unter Stress, sie musste als Alleinerziehende und Berufstätige viele Bälle gleichzeitig in der Luft halten, vor allem mit drei Söhnen und einer Tochter in der Pubertät. Ich verstehe, dass das einen vielleicht an die eigenen Grenzen bringt. Wahrscheinlich war sie überfordert damit, dass ich der Rolle ihres kleinen Mädchens entwuchs, dass auch ich, ihre Tochter, unweigerlich erwachsen wurde. Was jedoch bei ihr sicherlich aus einer Art Verzweiflung entsprungen war, entfesselte in mir eine Welle des Schamgefühls. Meine körperliche Entwicklung war mir auf einmal peinlich, ich fühlte mich, als hätte ich etwas falsch gemacht. Auch wenn ich weiß, dass meine Mutter damals nicht absichtlich verletzend agierte, bedeutete es doch, dass ich in den kommenden Jahren vieles mit mir selbst ausmachen sollte.

Die erste »Liebe«

Die Themen Sexualität und Frau sein waren für mich also von vornherein schon negativ behaftet. Und auch in Sachen Beziehungen wurde keine Ausnahme gemacht. Während meine Brüder Partnerinnen hatten, war es mir lange verboten, einen Freund zu haben. Dabei war es das normalste auf der Welt, dass die Freundinnen meiner Brüder bei uns ein- und ausgingen und auch bei uns übernachteten. So etwas hätte es bei mir im Traum nicht gegeben. Aber so ist das eben mit den Unterschieden in einem konservativen persischen Haushalt – da herrscht kein gleiches Recht für alle. Im Endeffekt

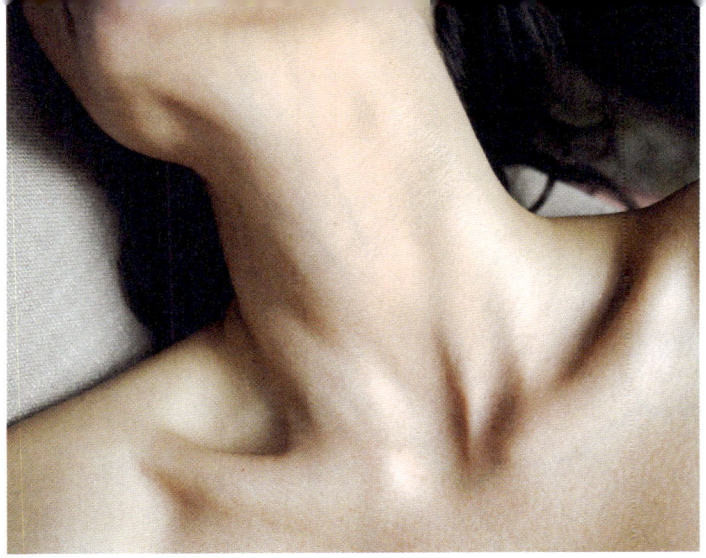

war jedoch das Beziehungsverbot eine unnötige Maßnahme: Aachen ist keine große Stadt und dort wusste jeder, dass ich drei Brüder hatte. Da hat sich erst mal lange keiner an mich herangetraut.

Irgendwann war es dann aber natürlich so weit und ich verliebte mich. Damals war ich ungefähr 17 Jahre alt. Im Nachhinein habe ich mir oft gewünscht, es wäre nie dazu gekommen. Mein erster Freund war sechs Jahre älter und er war sehr gewalttätig. Da hätten meine Brüder jetzt ihre Stärke beweisen können. Aber die taten sich vor allem damit schwer, dass ich überhaupt einen Freund hatte. Als sich dann herausstellte, dass mein Freund mich schlecht behandelte und schlug, bekam ich von Seiten meiner Familie zwar auch in gewissem Rahmen etwas Unterstützung, aber dennoch stand ich irgendwie als schuldig da. Ich finde, das zeigt sehr gut das verschobene Frauen-Männer-Bild in dieser konservativen Tradition. Am Ende geht es nie wirklich um dich als Person, sondern vor allem um ein Bild, das du erfüllen sollst. Ich werde nie vergessen, wie einer meiner Brüder zu mir sagte: »Selber Schuld, Shermine. Ich habe dir doch gesagt, du sollst keinen Freund haben. Jetzt musst du gucken, wie du damit klarkommst.« Ich habe auf diese Weise früh gelernt, dass Menschen gerne wegschauen. Nicht nur im familiären Bereich, sondern ganz allgemein. Viele der Übergriffe meines Ex-Freundes fanden öffentlich statt. Nachdem ich mich von ihm getrennt hatte, wurde es eigentlich am schlimmsten. Er wurde in aller Öffentlichkeit handgreiflich und brach mir die Nase. Und selbst in dieser Notsituation hat sich keiner um mich gekümmert oder ist eingeschritten. Dabei war ich doch noch ein junges Mädchen und ganz klar die Schwächere.

WIE ICH MEIN TRAUMA ÜBERWUNDEN HABE

Ich habe mich oft gefragt, wie ich diese Erfahrungen damals eigentlich weggesteckt habe. Denn heute identifiziere ich mich so gar nicht mehr mit dieser Zeit. Ich habe das vollkommen abgelegt, weil es mein Leben nur schlechter machte. Irgendwie wusste ich instinktiv, dass ich diese Sache nicht ewig mit mir rumtragen möchte. Man darf solchen Menschen ja nicht auch noch Macht über seinen restlichen Lebensweg geben. Bei mir kam dann einiges zusammen: Ich gewann die Wahl zur Miss Europa, verdiente schnell mein eigenes Geld. Ich hatte schon damals, noch als Jugendliche, einen starken Drive, Karriere zu machen und unabhängig zu werden. Die finanzielle Freiheit und der berufliche Erfolg der kommenden Jahre stärkten mein Selbstvertrauen. Gegen meinen Ex-

Freund erwirkte ich eine eidesstattliche Erklärung, die beinhaltete, dass er sich von mir fernzuhalten hatte. Und auch mit meiner Mutter konnte ich endlich über das Erlebte sprechen. Ich glaube, damals habe ich auch gelernt, ganz starke Grenzen zu setzen. Es war eine Vorstufe dessen, was ich auch schon im vorherigen Kapitel unter dem späteren Vorsatz meines Lebens »Change your story« thematisiert habe: Ich wollte bereits in jungen Jahren nicht, dass diese traumatisierende Zeit mein Leben fortan bestimmen würde. Dadurch, dass ich mich meiner eigenen Geschichte stellte und vor allem meine eigene Stärke und mein Selbstvertrauen wiederfand, konnte ich die Vergangenheit ablegen.

*Sich selbst zu lieben ist der Beginn
einer lebenslangen Romanze.* (Oscar Wilde)

Die darauffolgenden Beziehungen waren von Liebe und Zuneigung geprägt. Da haben auch die Männer, die danach kamen, viel wiedergutgemacht. Und das war auch eine wichtige Erkenntnis für mich: Nur weil eine Beziehung, ein Mann, sehr negativ war, heißt das nicht, dass auch andere Beziehungen oder Männer so sein müssen. Ich habe nie meinen Glauben an die Liebe und auch an das Gute im Menschen verloren. Am Ende hat sich diese positive Lebenseinstellung immer wieder bewährt. Daher hat die damalige schlechte Erfahrung eigentlich nichts mehr mit der Frau von heute zu tun. Zugleich ist es mir wichtig, darüber zu sprechen. Denn was geblieben ist von dieser Erfahrung, ist die Sorge, wenn ich an meine eigene Tochter denke. Wie kann man seine Kinder denn vor so etwas schützen?

Mein Fazit ist: In meiner Jugend hätte mir mehr Offenheit geholfen, vor allem innerhalb der Familie. Während der Pubertät steckt man mitten in der eigenen Entwicklung und weiß noch nicht, was richtig oder falsch ist. Da können liebevolle, ehrliche Gespräche weiterhelfen, die eigene Situation besser zu verstehen. Hätte ich mehr Rückhalt gespürt und die Möglichkeit gehabt, mich jemandem anzuvertrauen, wäre ich vielleicht gar nicht so tief in diese erste destruktive Beziehung hineingerutscht.

Aus meiner Erfahrung als Mutter kann ich den Impuls nachvollziehen, die eigenen Kinder schützen zu wollen. Am liebsten möchte man sie von allem Schlechten in der Welt fernhalten. Allerdings kann es nicht die Lösung sein, Themen wie Sexualität oder Beziehung zu tabuisieren. Wenn man sich niemandem anvertrauen kann, ist die Gefahr größer, dass Schlimmeres passiert. Stattdessen fördert der direkte Umgang mit solchen Themen, dass Kinder sich abgeholt fühlen und sich wiederum den Eltern öffnen. Vertrauen schafft Vertrauen – und nur, wenn wir es unseren Kindern entgegenbringen, werden wir es auch zurückbekommen. Denn durch Zugänglichkeit lernen wir einander besser kennen. Wir lernen, wo es Grenzen abzustecken gilt, aber vor allem auch, wo mehr Freiraum erlaubt sein sollte.

Erholung für Körper und Seele

In den folgenden Jahren schaffte ich es, diese sehr schlimmen Erlebnisse hinter mir zu lassen. Dabei waren mir die Gespräche mit meiner Mutter und mit Freunden eine große Stütze – und vor allem auch die spätere sehr heilsame Beziehung zu meinem nächsten Freund. Auch meine Karriere, der berufliche Erfolg halfen mir, nach vorne zu schauen, ebenso wie die rechtlichen Schritte, die ich schon früh gegen meinen Ex-Freund eingeleitet hatte, halfen mir, Abstand zu gewinnen. Doch war ich anfänglich nicht nur seelisch, sondern auch körperlich stark traumatisiert.

> *Willst du den Körper heilen,*
> *musst du zuerst die Seele heilen.* (Platon)

Ich wollte niemandem physisch nah sein und schon gar keinen Sex haben. Mir war klar: »Jetzt musst du bei dir bleiben!« Und zugleich war ich ja noch extrem jung und wusste mir nicht recht zu helfen. So griff ich zu einer Notlüge. In den kommenden zwei Jahren erzählte ich immer dann, wenn das Gespräch mit einem Mann in Richtung Sexualität ging, ich hätte noch nie Sex gehabt. Die Aussage: »Ich bin noch Jungfrau.« wurde zu meinem Schutzschild. Sie verhinderte, dass ich mich mehr öffnen musste, und schützte mich vor weiteren Fragen. Meine »Entscheidung« wurde respektiert und das Thema Sex war erst einmal vom Tisch. Für mich war es wichtig, meinen Raum und meinen Körper abzugrenzen, zugleich erscheinen mir die Reaktionen der Männer darauf auch ein wenig absurd.

So grenzte ich mich ab

Damals zog ich wegen des Modelns viel um die Welt, lebte in Paris und New York. Aber egal, wo ich war, die Aussage: »Ich bin noch Jungfrau.« wurde überall respektiert. Dagegen wäre das Statement: »Ich will momentan einfach keinen Sex haben.« sicherlich nicht ohne weitere Nachfragen hingenommen worden. Aus heutiger Sicht wäre das natürlich das selbstbewusstere Statement gewesen, aber ich war eben noch ein

Teenager. Ich war allein in der Weltgeschichte unterwegs und da war niemand, der mich an die Hand genommen hätte und mir erklärt hätte, wie ich mit diesem körperlichen Trauma umgehen sollte. Und generell war ich zu diesem Zeitpunkt noch daran gewöhnt, Probleme mit mir selbst auszumachen. Über meine Gefühle und Ängste und vor allem über meine Sexualität zu reden, war ja in meiner Familie stets ein Tabu gewesen. Daher war mir jede Ausrede, um mich erfolgreich abgrenzen zu können, willkommen. Was mich aber auch damals schon schwer irritierte, war: Viele Männer fanden die Vorstellung meiner Jungfräulichkeit sogar richtig gut. Auch später begegnete ich immer wieder Männern, die am liebsten mit einer Jungfrau zusammen sein wollten. Und es entsprach dem Credo, mit dem ich erzogen wurde: »Wenn du Jungfrau bist, bist du ein gutes Mädchen.«

Diese Erfahrungen, die ich eigentlich nur gemacht habe, weil ich nach einem einfachen Notfall-Selbstschutz suchte, sind sehr interessant. Denn sie zeigen, wie antiquiert das Frauenbild vieler Männer im Kern doch noch sein kann. Darin steckt auch eine Auskunft über das männliche Ego: Männern, die am liebsten eine Freundin als Jungfrau haben wollen, geht es darum, der Erste zu sein. Sie wollen nicht, dass das Mädchen einen Vergleich hat; sie empfinden es als beschmutzend, daran zu denken, dass ihre Freundin vorher auch noch andere Erfahrungen in diesem Bereich gesammelt haben könnte. Dahinter können eigentlich auch nur persönliche Komplexe stecken. Warum sollte ein Mann ansonsten die Sorge vor dem Vergleich nötig haben und es ablehnen, dass eine Frau auch vorher schon ein Sexleben hatte. Eigentlich müsste man doch meinen, dass man lieber Sex mit jemandem hat, der seinen eigenen Körper gut kennt, der Spaß daran hat und auch etwas Erfahrung mitbringt. Aber nein, hierbei geht es eben nicht darum, dass Frauen ihr eigenes Lustempfinden ausleben und Freude am Sex haben sollen. Derartige Erfahrungen sind höchstens der Beziehung zu dem einen Mann vorbehalten. In diesem Zusammenhang ist Sex meiner Meinung nach ganz klar immer noch ein Machtwerkzeug, mit dem Männer Frauen unterdrücken möchten. Sie nehmen sich selbst das Recht heraus, ihre eigenen Erfahrungen zu sammeln, aber die eigene Freundin hat sich anders zu verhalten. Ich habe, glaube ich, noch nie gehört, dass ein Mann gesagt hätte: »Ich hebe mich für die Ehe auf.« Und ich habe auch noch keine Frau getroffen, die das gewollt hätte.

SEX FÜR DICH, SEX FÜR MICH

Nun soll es aber darum gehen, sich den angenehmeren Seiten in Sachen Sexualität zu widmen. Stichwort Sinnlichkeit und Genuss.

Es gibt ja dieses Sprichwort unter Frauen:
»In den Zwanzigern hat man Sex für den Mann,
in den Dreißigern für sich selbst.«

Während Männer ihre sexuelle Reife bereits gegen Ende ihrer Teenagerjahre erreichen, ist diese bei Frauen erst gegen Anfang bis Mitte 30. Am experimentierfreudigsten sind sie angeblich sogar noch später! Und es stimmt, in meinen Zwanzigerjahren wäre es mir gar nicht in den Sinn gekommen, mit jemandem zu schlafen, in den ich nicht verliebt war. Sex war für mich in diesen Jahren eigentlich ausschließlich an Beziehungen gekoppelt. Es ist eben ein Prozess, der Zeit kostet. Man lernt sich und seinen Körper kennen, auch mit allen hormonellen Schwankungen, die der weibliche Organismus so mit sich bringt. Ich weiß von vielen Freundinnen, dass sich Genuss und Sinnlichkeit oft erst mit den Jahren eingestellt haben. Und natürlich hat das auch etwas mit dem Körperbewusstsein zu tun.

MIT DER SINNLICHEN SEITE IN KONTAKT

Sinnlich zu sein erdet dich in deinem Körper und du kannst ganz bewusst erforschen, was sich für dich gut anfühlt. Wie ich auch schon in anderen Kapiteln dieses Buches angesprochen habe, geht es darum, die Sprache deines Körpers lesen zu lernen. Das Tolle daran ist: Es ist alles schon in dir vorhanden, um Spaß an Sinnlichkeit und Sexualität zu haben. Unser Köper ist voller Energie, voller Lust und wartet eigentlich nur darauf, das Leben, Sinnlichkeit und Liebe zu erfahren. Die Sinne können wir natürlich auf vielen Wegen stimulieren. Das kann schon bedeuten, angenehme Musik zu hören oder genussvolles Essen zu sich zu nehmen. Und das gilt natürlich auch für die sinnliche Sexualität: Um die Sinne des Körpers zu wecken, empfiehlt es sich, über die Haut zu gehen. Ich finde, es kann bereits wahnsinnig guttun, ein warmes Bad zu nehmen, einige Kerzen anzuzünden und sich ganz entspannt ins Wasser gleiten zu lassen. Auch eine Massage kann die Sinne anregen. Das hat erst einmal nicht direkt etwas mit Sex zu tun, aber dennoch ist der Hautkontakt bei einer Massage auf seelischer wie physischer Ebene sehr heilsam. Bei direktem Körperkontakt setzt unser

Organismus, wie auch beim Sex, das Hormon Oxytocin frei – deswegen wirkt auch eine Massage schon stressreduzierend und entspannend.

Unsere Sinnlichkeit hilft uns, bewusst im Moment zu sein und diesen voll und ganz zu empfinden, uns dem Moment quasi hinzugeben. Und das ist wiederum die Grundvoraussetzung für Sexualität. Denn dabei geht es um die sexuelle Kraft, die von dir und deinem Partner ausgeht. Es geht um die Leidenschaft zwischen zwei Personen, die Intimität, die allein schon über einen Blick, eine Berührung entstehen kann. Aber der Ursprung dieser Sinnlichkeit, zumindest zu einem Teil, bist du selbst. Und es gibt einen Grund, warum wir die Fähigkeit haben, diese Art des Vergnügens zu erleben, also sollten wir sie auch voll ausleben. Deshalb ist stetiges, bewusstes Training zur Ausprägung unserer Sinne wichtig.

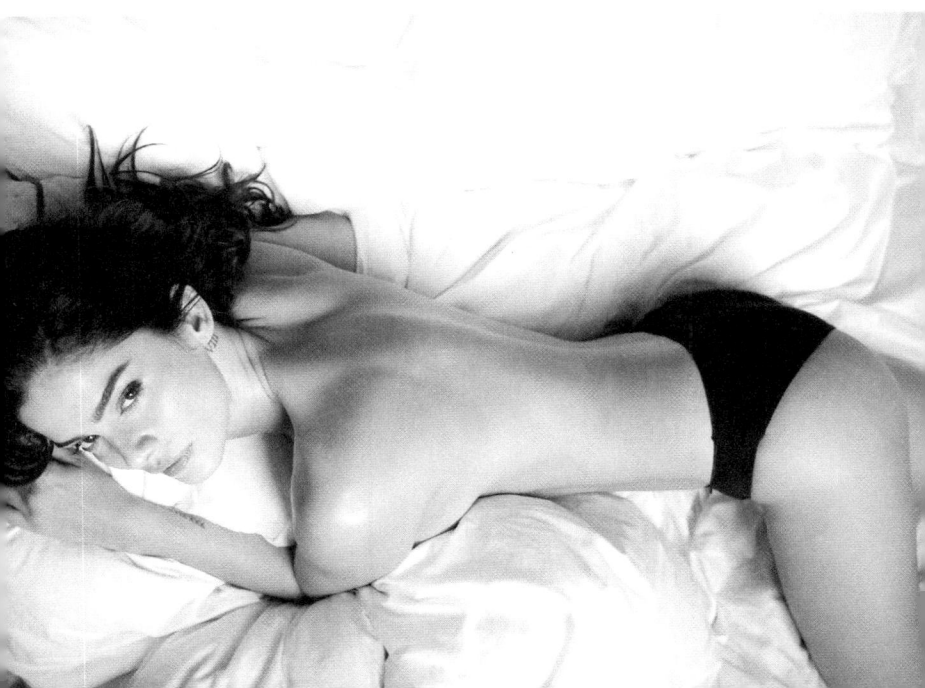

SECHS TIPPS FÜR EIN GUTES KÖRPERGEFÜHL

Ich habe ein paar Aspekte zusammengestellt, die dabei helfen können, deine Sinne zu erwecken.

1. »Wer nackt schläft, fühlt sich sexy«, sagen Schlafforscher. Das kann man alleine ausprobieren oder auch als Paar. Nackt schlafen kann dazu beitragen, dass unsere Libido gesteigert wird, wir uns stärker spüren, die Sinne geweckt werden. Und wenn zwei Menschen entblößt nebeneinanderliegen, erhöht sich die Chance auf gegenseitigen Körperkontakt – und steigert damit auch die Wahrscheinlichkeit für Sex.

2. Trage besonders weiche, seidige Kleidung (oder Unterwäsche). Sie passt sich perfekt deiner Form an und gleicht die Körpertemperatur aus. Das seidige Gefühl auf der Haut sensibilisiert dein sinnliches Empfinden, du fühlst dich automatisch sexy.

3. Sofern du in einer Partnerschaft bist, kannst du deinen Partner darum bitten, verschiedene Bereiche deines Körpers sanft zu berühren. Achte einmal darauf, wo du besonders sensibel bist, welche Bereiche deinen Puls erhöhen.

4. Konzentrier dich auf deinen Atem. Über den Atem öffnest du den Körper und schärfst die Sinne. Das kann man auch sehr gut in einer Yoga-Session kultivieren, dort lernt man das richtige Atmen und erfühlt seinen Körper aufmerksam.

5. Lass dir von deinem Partner einmal die Haare waschen oder bürsten. Das mag zwar erst einmal lustig klingen, es kann aber sehr sinnlich wirken! Probiere es einfach aus.

6. Tantra ist eine Lehre, die philosophische und religiöse Aspekte beinhaltet und die die Verbindung von Körper, Geist und Seele anstrebt. Auch auf das Liebesleben kann sich Tantra förderlich auswirken. Einige meiner Freundinnen schwören auf Tantra-Workshops, es gibt sie mittlerweile in vielen Städten. Das Spannende hierbei ist, dass es erst einmal nur um dich geht. Nicht jede Frau weiß zum Beispiel, wie sie einen Orgasmus bekommen kann. Ein Tantra-Workshop kann hier Abhilfe leisten und die richtigen Tools vermitteln, um das eigene Lustempfinden zu steigern. Natürlich kann man sich in solchen Kursen auch darauf fokussieren, was man für seinen Partner tun kann. Aber wenn du deine eigene Sexualität erkunden möchtest, findest du bestimmt den richtigen Workshop!

WARUM DAS GEWICHT KEINE ROLLE SPIELT

»Ich bin zu dick für Sex« – das denken leider viele Frauen (und bestimmt auch Männer). Machen wir uns nichts vor, die Sorge vor dem falschen Körpergewicht hängt konstant über unseren Köpfen wie das Damoklesschwert der Selbstkritik. Das – oft hausgemachte – Bodyshaming ist ein destruktiver Gedankengang, viel zu oft machen wir uns Gedanken darüber, ob gut im Bett zu sein etwas mit unserem Körper zu tun hat. Und das ist ja auch nachvollziehbar. Es wurde in diesem Buch bereits betont, und auch sonst hört man es immer wieder: Um Sex wirklich zu genießen, um sich »fallenlassen« zu können, wie man so schön sagt, muss man sich mit sich selbst wohlfühlen. Aber was bedeutet das eigentlich? Die perfekte Figur zu haben? Die schönsten Brüste, den knackigsten Hintern? Ganz und gar nicht. Guter Sex hat meiner Meinung nach nichts mit der Figur und schon gar nichts mit dem Gewicht zu tun! Und das gilt für alle Konstellationen: Mann und Frau, Mann und Mann, Frau und Frau. Es ist egal, wie viele Kilogramm du auf die Waage bringst, so lange du Spaß dabei hast!

»Die hat als Model leicht reden«, mag sich manch einer denken. Aber auch ich habe schon diverse Phasen mit meinem Körper durchlebt und kann aus eigener Erfahrung und nach vielen Gesprächen mit Freunden sagen: Am Ende spielt es für die Qualität von Sex keine Rolle, ob ein paar Kilogramm mehr oder weniger auf den Hüften sitzen. Ich habe doch als Frau auch nicht zwangsläufig mehr Freude am Sex mit einem Mann mit Astralkörper! Und genauso habe ich auch noch keinen Mann getroffen, der eine tolle Nacht mit einer Frau an deren Gewicht festgemacht hätte. Erst kürzlich erzählte mir ein Freund, dass er mit einer Frau im Bett gewesen war, die nach oberflächlichen Maßstäben wahnsinnig gut ausgesehen habe. Allerdings hätte sie beim Sex die ganze Zeit in den Spiegel geschaut, um ihre Haare zu richten und den BH zurechtzuzupfen. Es habe sich alles mehr nach einer gestellten Beauty-Performance als nach Genuss angefühlt, berichtete er. Ihn hat die Situation total verunsichert. Weil sie sich nicht entspannen konnte, war es auch für ihn kein Vergnügen. Auch hier gehen die zwei Punkte »being sexy« und »being sexual« wieder einmal weit auseinander. Denn die Figur kann noch so sehr einem angeblichen »Modelstandard« entsprechen – wenn man sich selbst und den Sex nicht genießen kann, dann ist das alles für die Katz.

GUTER SEX - SCHLECHTER SEX

Vor einiger Zeit zog eine Frau bei mir über den Sex mit einem Mann her, den wir beide kannten. Sie erzählte mir, was für eine Niete er im Bett gewesen sei. Das war interessant, denn ich hatte meine eigenen Erfahrungen mit ihm gemacht und die waren das genaue Gegenteil davon gewesen. So musste ich schmunzeln und dachte bei mir – während sie sich noch über ihn ausließ: »Für mich ist es der beste Sex überhaupt gewesen.«

Es muss mit dem Mythos aufgeräumt werden, dass man kategorisieren kann, ob jemand gut oder schlecht im Bett ist. Meiner Meinung nach geht es doch viel mehr darum, ob zwei Menschen zueinanderpassen, ob sie miteinander entspannen können. Die Verbindung, die dabei entsteht, ist natürlich bei jedem unterschiedlich. In diesem Zusammenhang zu urteilen, ist ohnehin irgendwie schräg. Was soll in diesem Kontext »gut« und »schlecht« überhaupt bedeuten?

Ich bin ein totaler Beziehungsmensch und finde, dass Partnerschaften toll sind, um sich sexuell zu entwickeln und kennenzulernen. Man kann sich hier nochmal anders auf jemanden einstellen und gemeinsam herausfinden, was funktioniert.

Um sich richtig gehenlassen zu können,
muss man dem anderen vertrauen.

Aus diesem Grund bin ich auch kein sehr großer Fan von One-Night-Stands, denn beim ersten Mal ist der Sex oft einfach nicht so befriedigend. So etwas entwickelt sich mit der Zeit und wird meiner Erfahrung nach immer besser.

WARUM SEX WICHTIG IST

Mein Buch trägt den Titel »Happy Life Diät«. Und zu einem glücklichen Leben gehört es, sich in seiner Haut wohlzufühlen, seinen Körper zu spüren. Ein intaktes Sexleben hilft hierbei ungemein, ob als Single oder in einer Beziehung. Durch Sex fühlt man sich nicht nur vitaler, man ist es tatsächlich auch. Wissenschaftliche Studien haben belegt, dass ein aktives Sexleben das Immunsystem stärkt und sogar das Risiko für Krebs, Herz-Kreislauf-Erkrankungen oder Schlaganfälle senken kann. Außerdem soll mehr Sex zu einem längeren Leben beitragen. Eine Langzeitstudie in Wales untersuchte das Verhältnis zwischen der Häufigkeit sexueller Aktivität und der Sterblichkeit. Das Ergebnis war eindeutig: Das Sterberisiko verringert sich bei Männern, die zwei- oder mehrmals in der Woche Sex haben, um 50 Prozent im Vergleich zu denen, die weniger als einmal im Monat sexuell aktiv sind. Auch unter Berücksichtigung anderer Faktoren wie Alter, gesellschaftlicher Status und Rauchen ergab die Studie: Je häufiger Sex, desto besser. Hinzu kommt dann natürlich auch noch der verjüngende Effekt. Denn regelmäßiger Sex wirkt wie eine natürliche Anti-Aging-Kur, man sieht jünger aus. Forscher führen das auf den messbaren Stressabbau, auf den ausgewogeneren Schlaf und die allgemeinere Zufriedenheit zurück.

Es schläft sich nach Sex tatsächlich besser. Hierfür verantwortlich ist das Hormon Oxytocin, das Bindungshormon, das bei intimen Berührungen, Sex und vor allem beim Orgasmus ausgeschüttet wird. Nach dem sexuellen Höhepunkt kommt es bei jedem Geschlecht zu einem Oxytocin-Schub, der das Gefühl von Verbundenheit und Vertrautheit auslöst. Außerdem sorgt das Gefühl dafür, dass Männer das Gefühl bekommen, ihre Partnerin beschützen zu wollen. Und damit nicht genug: Es hemmt das Kritikzentrum im Frontallappen des Gehirns – es ist also das biologische Äquivalent zur rosaroten Brille. Dadurch wird uns erlaubt, mehr Nähe zuzulassen. Ein ausgeklügelter Trick der Natur also, um zum Beispiel bindungsscheue Männer und Frauen nach dem Sex offener für eine Partnerschaft werden zu lassen.

Es gibt also wirklich jede Menge Vorteile, die ein abwechslungsreiches Liebesleben so mit sich bringt. Insbesondere Frauen sollten ihre Sexualität noch mal anders für sich und mit anderen ausleben. Die weibliche sexuelle Energie ist so etwas Tolles. Und dennoch scheinen viele von uns sich nach wie vor davor zu scheuen, sich ihrem Sexleben wirklich hinzugeben. Woran liegt das?

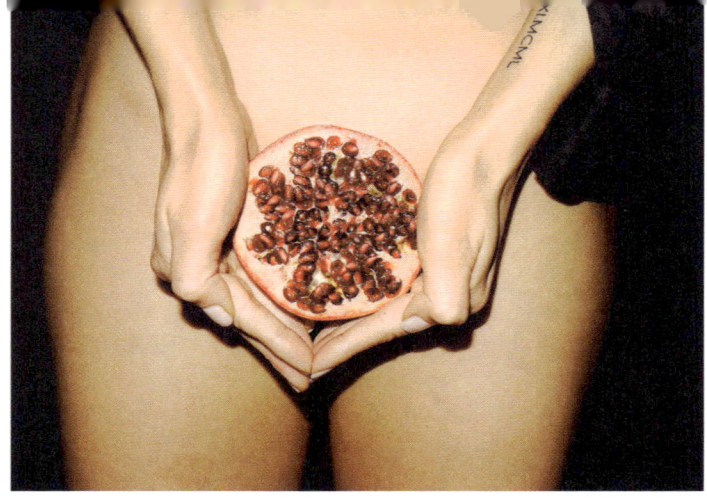

DER SCHLECHTE RUF

Es hält sich auch heute noch hartnäckig die üble Nachrede, dass Frauen, die viel Sex haben, etwas Unanständiges anhaftet. Ich finde es ganz schlimm, wenn ich heutzutage noch höre, wie darüber gesprochen wird, dass Frauen auf »ihren Ruf« aufzupassen hätten oder – noch schlimmer – dass eine Frau eine »Schlampe« sei. So habe ich unlängst mitbekommen, wie Freundinnen sich darüber unterhielten, dass eine andere Freundin ihrem Ansehen schade, da sie Sex mit verschiedenen Männern habe. Es würde sie zweifelhaft wirken lassen und sie würde es ja ohnehin nur tun, um männliche Bestätigung zu erfahren. »Die Leute reden schon«, hieß es da. Und: »Langsam braucht sie wirklich mal wieder einen Freund!« Ich habe dabei wirklich nur den Kopf schütteln können und mich kurz gefragt, in welchem Zeitalter wir eigentlich leben. Warum sagen Freundinnen so etwas? Meine Erklärung dafür: Weil das Schamgefühl und der Gedanke, dass Sex bei Frauen dann doch irgendwo etwas Schlechtes, Lasterhaftes sei, ganz tief in uns verankert ist.

Kann man denn etwa keinen Sex haben, weil man einfach nur Spaß daran hat? Muss Sex daran gekoppelt sein, dass man das eigene Ego durch männliche Bestätigung pushen will? In meinen Augen ist das nicht so! Sex kann doch auch einfach nur bedeuten, dass man es mag, sich und jemand anderen zu spüren, dass man Freude an der Interaktion hat. Meiner Meinung nach sollte jeder für sich entscheiden dürfen, wann und wie oft die eigene Sexualität selbstbestimmt ausgelebt wird und wann es um Bestätigung geht. Natürlich bin auch ich mir darüber im Klaren, dass nicht jeder Sex aus den »richtigen« Gründen hat, und sicherlich spielt ein mangelndes Selbstwertgefühl auch immer wieder eine Rolle. Dennoch finde ich die Gleichung »Frau + selbstbestimmter Sex = unanständig« einfach nur schlimm.

Ich habe gelernt, mich von solchen Dingen ganz frei zu machen und davon, was andere von mir denken.

Keiner lebt dein Leben für dich!

Und was dir Spaß macht und guttut, das solltest du tun. Was ich hierbei aber besonders schade finde, ist, dass es oft auch an weiblicher Solidarität zu mangeln scheint. Anstatt einander zu bewerten und dafür fertigzumachen, wer mit wem und wie oft Sex hat, sollten wir Frauen uns doch gegenseitig stark machen und uns unterstützen!

Ich habe in meinem Umfeld viele tolle Frauen, die eine offene Einstellung zu Sexualität und auch zur gegenseitigen Unterstützung mitbringen. Solche Freundinnen sind Gold wert – sie geben mir ein gutes Gefühl; sie sind tolerant und positiv. Dennoch beobachte ich natürlich immer wieder, dass manche Frauen einander nicht die Butter auf dem Brot gönnen oder in diesem Fall den Sex. Ich glaube: Die Stutenbissigkeit unter Frauen hat vielfach etwas mit Neid zu tun. Im Bezug auf Sexualität scheint es dann darum zu gehen, dass manche Frauen anderen Frauen ihre sexuelle Freiheit, die unkonventionelle Losgelöstheit nicht gönnen. Stattdessen werden scheinbar Rollenbilder zum Vergleich herangezogen, die noch aus Zeiten stammen, in denen Frauen nicht mal das Wahlrecht hatten. In einem Interview wurde ich einmal von einer Journalistin auf meinen angeblichen »Männerverschleiß« angesprochen. Da wären ja schon so einige dabei gewesen in den vergangenen Jahren, sagte sie einfach so frei heraus. Und: Ob das denn nicht zu viele gewesen seien. Ich war so überrascht, dass ich gar nicht wusste, was ich darauf antworten sollte. Ich fing an zu lachen. Zum einen ist das eine unheimlich intime und persönliche Frage. Und zum anderen bin ich eine Frau Mitte 30.

Ich war mit so vielen Männern zusammen, dass man sie an zehn Fingern abzählen könnte, in 20 Jahren Erwachsensein. Da frage ich mich: Wie viele Männer wären denn wohl erlaubt? Nach den ungeschriebenen Gesetzen internationaler Frauen-und-Sex-Konventionen? Und wer entscheidet eigentlich darüber, was viel ist, und warum? Fragen, auf die es keine Antworten gibt – zum Glück!

*Freiheit fängt im Kopf an und bedeutet vor allem eins:
leben und leben lassen.*

Wenn es zum Beispiel darum geht, dass eine Freundin über eine andere schlecht redet, nur weil diese vielleicht in sexueller Hinsicht Dinge ausprobiert, die jener nicht zusagen, dann geht das nicht. Man muss doch nicht alles selbst durchleben, um es den anderen zu gönnen. Sei also tolerant zu deinem Umfeld und zu dir selbst, habe verantwortungsvoll Sex und stehe zu deinen Wünschen und Vorlieben!

WIE VERÄNDERT SICH SEX NACH DER GEBURT EINES KINDES?

Immer wieder werde ich gefragt, ob denn die Geburt eines Kindes Einfluss auf das Liebesleben hat. Natürlich verändert dies schon etwas, zumindest war es anfänglich bei mir so, vor allem auch, weil ich alleinerziehend war. Der Fokus lag ganz auf Daliah. Wie ich schon zuvor erwähnt habe, zog ich mich anfänglich vollkommen zurück, und dazu gehörten auch das Dating- und Liebesleben. Erst nach eineinhalb Jahren merkte ich so langsam, dass ich mich zurück ins Leben arbeiten musste. Die ersten Dates waren sehr aufregend, denn ich war auf einmal total schüchtern. Ich war so lange raus gewesen, dass ich gar nicht mehr richtig wusste, wie ich mich zu verhalten hatte. Ich startete also quasi zum zweiten Mal in meinem Leben in die Datingwelt, nur war ich jetzt nicht mehr die kleine, verrückte Shermine, sondern eine Mutter. Und in dieser Rolle als Frau musste ich mich erst mal neu entdecken. Da war auch die Sorge, dass es komisch ankommen würde, dass ich mein Kind ohne Partner großziehe. Ich dachte, dass ich mich vielleicht für meine gescheiterte Familienplanung würde rechtfertigen müssen. Und ich befürchtete, dass mich nun keiner mehr angucken und ich nie wieder einen Freund haben würde.

All diese Sorgen sind rein hypothetisch geblieben – zum Glück. Tatsächlich ist Dating wie Fahrradfahren, man verlernt es nicht. Und dazu gehört natürlich auch Sex. Es tat mir unheimlich gut, wieder als Frau wahrgenommen zu werden, und auch, meinen Körper auf diesem Wege wieder zu spüren. Gerade nach Schwangerschaft, Geburt und Stillzeit war es schön, wieder mehr in meiner Weiblichkeit anzukommen. Man denkt ja immer, der Körper verändert sich durch die Schwangerschaft extrem. Aber wenn du etwas für dich tust, regelmäßig zum Sport gehst, dich gesund ernährst, dann kann sich das meiste wieder zurückbilden. Und zugleich fühlst du dich als Mutter auch mehr als Frau – da ist plötzlich noch eine andere Verbindung zur Weiblichkeit! Ich kann also nur jeder jungen Mutter ans Herz legen, es einfach auszuprobieren und Sexualität und Weiblichkeit zurück ins Leben zu lassen, auch wenn es sich zuerst vielleicht ungewohnt anfühlt.

Hier kannst du auch die Tipps versuchen, die ich auf Seite 74 schon gegeben habe, um die eigene Sinnlichkeit zu erwecken. Schaffe dir einen Raum, in dem du Gelegenheit hast, dich nicht nur als Mama, sondern eben auch als Frau zu fühlen. Ich habe mir selbst viel Zeit gegeben und beispielsweise erst nach einigen Monaten wieder mit dem Sport begonnen. Am Anfang sind einfach andere Dinge wichtiger; ein Kind zu bekommen ist ein überwältigendes Erlebnis. Aber schon im Wochenbett kannst du mit dem tiefen Bauchatem und Übungen zur Wahrnehmungen des Beckenbodens arbeiten.

Mein persönliches Aha-Erlebnis hatte ich nach etwa einem Jahr, als meine Mutter zu mir nach Hause kam. Sie nahm mir meine Tochter ab und sagte: »Shermine, du musst hier jetzt mal raus. Bitte flieg einfach für drei Tage in den Urlaub, ich kümmere mich um die Kleine.« Das ist mir sehr schwer gefallen. Aber dann, auf Ibiza, mit der Sonne auf der Haut und dem mediterranen Klima, umgeben von meinen Freunden, wurde mir auf einmal bewusst, dass ich nicht nur alleinerziehende Mama, sondern auch immer noch eine glückliche Singlefrau sein kann. Danach nahm ich mein Sportprogramm aus der Zeit vor der Geburt wieder auf und gewöhnte mir an, Daliah auch mal für ein paar Stunden abzugeben. So fand ich den Zugang zu meinem neuen Ich und auch meiner Sinnlichkeit.

DAS VERHÄLTNIS ZUM NACHWUCHS

Ich habe nun viel über Sexualität und Sinnlichkeit gesprochen und immer wieder für einen offenen, freien Umgang mit diesen Themen plädiert. Es ging um meine eigene Geschichte, um Beziehungen – die zu einem selbst oder zu einem Partner –, es ging um das Entdecken der eigenen Sinnlichkeit und darum, wie man damit als Mutter umgeht. Einen weiteren Punkt, der mir in diesem Zusammenhang sehr wichtig ist, habe ich bereits zu Beginn angesprochen: Ein offener Umgang mit Sexualität prägt das Verhältnis zu unseren Kindern und deren Erziehung. Jede Mutter und wahrscheinlich auch jeder Vater weiß: Sobald du dein Baby in den Armen hältst, werden dir auf einmal all die Dinge bewusst, vor denen du dein Kind fortan schützen willst. Du fragst dich plötzlich, wie du deinem Kind die richtigen Werte vermitteln kannst und wie du es davor bewahren kannst, dass andere ihnen die falschen beibringen. Du willst dein Kind selbstbewusst in die Welt schicken, aber auch sicher sein, dass es weiß, wo und wann es sich abzugrenzen hat. Sodass es sich selber schützen kann, wenn du einmal nicht neben ihm stehen wirst. Und wie schafft man das?

Wie ich bereits erwähnt habe, liegt der Schlüssel zu einem soliden Vertrauensverhältnis in einem verständnisvollen

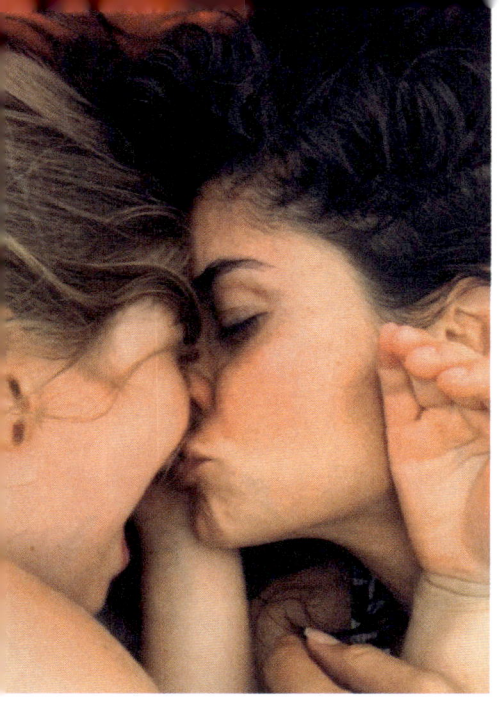

Umgang zwischen Eltern und Kindern. Daher geht es darum, weniger zu urteilen und mehr zu verstehen. Der kleine Mensch, der sich da gerade entwickelt, lernt die Welt ja eben erst kennen.

Wenn man aber von Anfang an kultiviert, über Gedanken und Gefühle zu sprechen, dann wird es auch später leicht fallen, das eigene Kind im Gespräch zu verstehen. Wenn meine Tochter traurig ist oder auch mal sauer auf mich, dann bitte ich sie, mir genau zu erklären, was sie gerade bewegt und was gerade los ist. Denn ich weiß es ja selber manchmal nicht. Aber ich möchte, dass sie mit allem zu mir kommen kann – ohne zu denken, ich würde sie verurteilen oder ablehnen.

Auf lange Sicht wird eine solide und offene Kommunikation auch dazu führen, dass mögliche Tabuthemen entschärft werden, sobald die Zeit dafür gekommen ist. In der Pubertät ist es für Jugendliche wahnsinnig wichtig, ein gesundes Verhältnis zum eigenen Körper und zur eigenen Sexualität zu entwickeln.

Und das ist sicherlich nicht immer leicht, denn es geht rauf und runter mit den Hormonen, mit den Veränderungen des eigenen Körpers, ob das nun die plötzliche Periode, der Stimmbruch, das Wachstum oder das eigene Körpergefühl ist. Eben weil ich das Gegenteil von einem offenen Umgang erfahren habe, weiß ich, dass an dieser Stelle ein vertrauensvolles Verhältnis zu den Eltern Berge versetzen kann. Werden Jugendliche ausreichend aufgeklärt und emotional wie intellektuell abgeholt, verstehen sie besser, wie ihr Körper tickt, und auch, welche Verantwortung die eigene Sexualität mit sich bringt. Denn Sex haben bedeutet vielfach, dass eine weitere Person im Spiel ist, und auch damit muss man umgehen lernen.

Es ist in meinen Augen falsch, dass diese wichtigen Themen in der Schule häufig unter den Tisch fallen. Eigentlich sollten Sexual- und Beziehungskunde viel öfter Teil des Stundenplans an Schulen sein. In Deutschland wird jede dritte Ehe geschieden. Wäre es da nicht hilfreich, wenn wir unsere Kinder mit einigen Lehrstunden auf ihre private Zukunft vorbereiten würden? Im Rahmen des Sexualkundeunterrichts sollte viel mehr erörtert werden, was echte Sexualität eigentlich bedeutet. Wie wichtig es ist, seinen Körper zu fühlen, kennenzulernen und zu erleben. Genuss anstelle von Scham, Spaß anstelle von Verkrampftheit. Vielleicht ließe sich auch hier, bei besserer Vermittlung, schon früh ein traditionell geprägtes Rollenbild korrigieren, sodass beide Geschlechter, Jungen und Mädchen, auf Augenhöhe in die Zukunft gehen können.

Denn ich weiß: Sex ist schön, spannend und kraftvoll. Und dafür möchte ich mich stark machen. Gerade wir Frauen sollten noch viel mehr zu unserer sexuellen Power stehen und unsere Weiblichkeit als ein Geschenk erkennen. Daher gehört zu einem glücklichen Ich ganz klar, die eigene Sexualität mit Liebe und Selbstbewusstsein auszuleben. Happy Sex, happy Life.

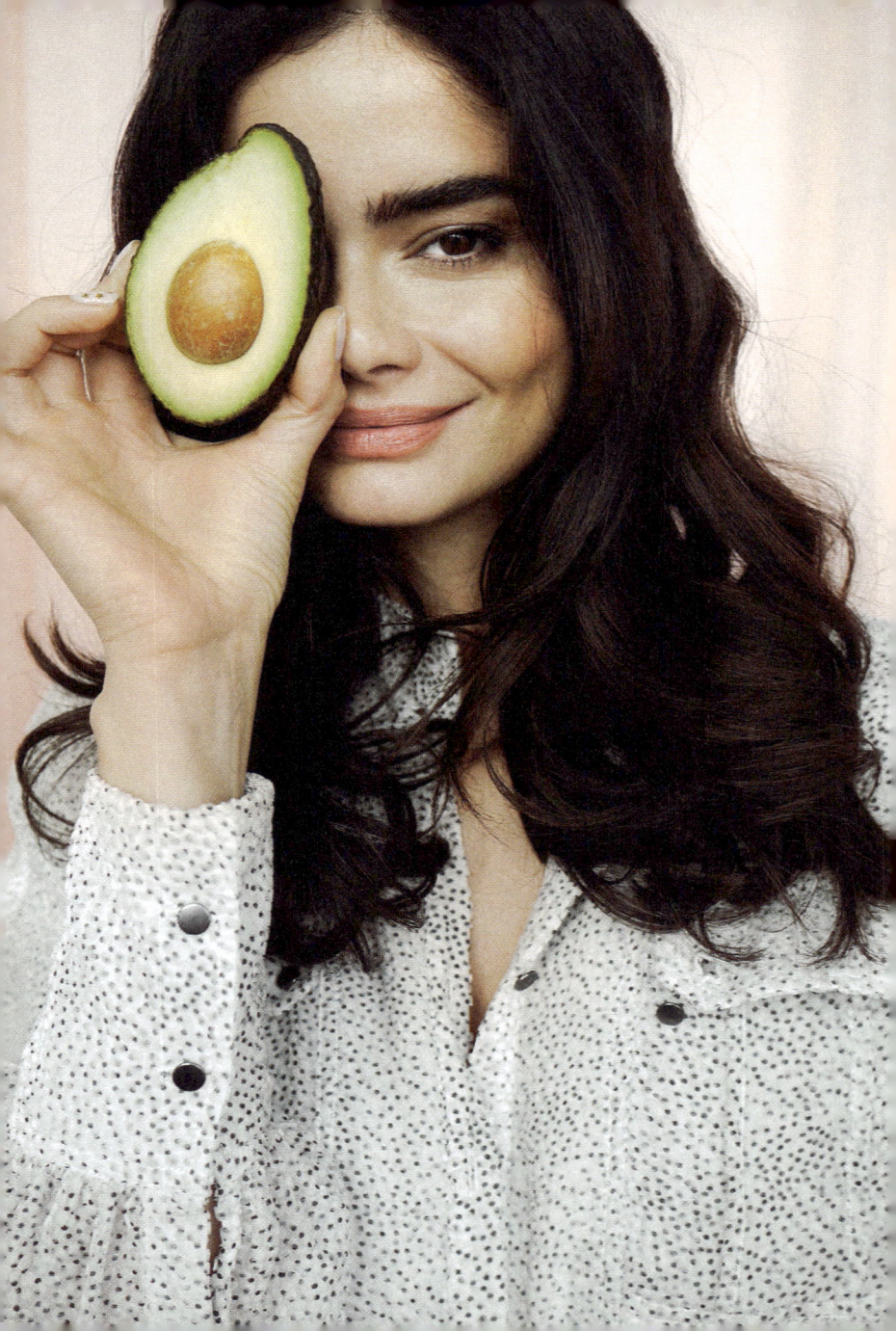

ERNÄHRUNG

Über Ernährung könnte man 1000 Seiten schreiben. Es gibt unzählige Studien, Ratgeber und Diätbücher, die sich allesamt mit den Fragen beschäftigen: »Was soll ich essen, was darf ich nicht essen – und vor allem, warum?« Dabei geht es um den Wunsch nach mehr Energie im Körper und um eine bessere Verdauung, um das Streben nach dem perfekten Gewicht.

Es geht ganz viel um »gute« und »böse« Lebensmittel, um Bioqualität und Ernährungsweisen wie vegetarisch, vegan oder Paleo. Kurzum, das Thema Ernährung scheint viele von uns zu beschäftigen, nie war das Bewusstsein, für das, was wir zu uns nehmen, so groß wie heute.

MEINE HALTUNG
ZUM ESSEN

Auch für mich ist Ernährung ein wichtiges Thema –
in meiner Rolle als Healthcoach, in meinem Job
als Model, aber auch in meinem Alltag und
im Leben mit meiner Tochter.

Ich bin kein Fan von Enthaltsamkeit, Diätwahn und Selbstgei-
ßelung. Ich bin der festen Überzeugung, dass der Schlüssel
zum eigenen Idealgewicht nicht zwischen Kalorienzählen und
Jogurtbechern liegt.

Stattdessen geht es mir darum, dass wir verstehen, was wir
zu uns nehmen und warum. Es geht, wie in allen Kapiteln der
»Happy Life Diät«, um Achtsamkeit. Und hier, ganz konkret, um
den bewussten Konsum von Lebensmitteln. Denn das sind sie
im Kern: Mittel zum Leben.

Es kommt darauf an, den Körper mit der Seele und
die Seele durch den Körper zu heilen. (Oscar Wilde)

Nahrung ist Medizin. Sie kann uns helfen, uns selbst zu heilen
und unsere körperlichen wie kognitiven Fähigkeiten zu steigern. Wir müssen nur verstehen, wie das funktioniert.

Vielleicht kennst du eines der folgenden Symptome: Du
wachst manchmal morgens mit verquollenen Augen auf und

weißt nicht, woher das kommt? Du hast nach dem Essen oft das Gefühl, weniger Energie als vorher zu haben, oder dein Bauch drückt regelmäßig unangenehm? Erscheint dir dein Verstand an manchen Tagen weniger scharf als an anderen? Oft haben wir all das längst als einen normalen Bestandteil unseres Alltags akzeptiert. Dabei liegt den Beschwerden meist nur ein Ernährungsproblem zugrunde.

Seit einigen Jahren bin ich zertifizierter Health- und Ernährungscoach und beschäftige mich mit genau diesen Symptomen und vielen anderen. Während ein Arzt sein Augenmerk vor allem auf die akuten Beschwerden richtet, kümmert sich der Healthcoach um eine gezielte Ursachenanalyse. Der gesamte Mensch wird dabei betrachtet und das Problem wird bei der Wurzel gepackt. Das können die persönlichen Beziehungen, die Psyche oder eben auch die Ernährung sein.

Es ist ganz logisch: Da wir alle verschieden sind, vertragen wir auch nicht alle die gleichen Lebensmittel. Daher stehen an erster Stelle die Fragen, welcher Ernährungstyp du bist und ob es Lebensmittel gibt, auf die du empfindlich oder gar mit einer Intoleranz reagierst. Oft wissen wir nämlich gar nicht, dass der zwickende Magen oder die Akne von einer Lebensmittelunverträglichkeit stammen.

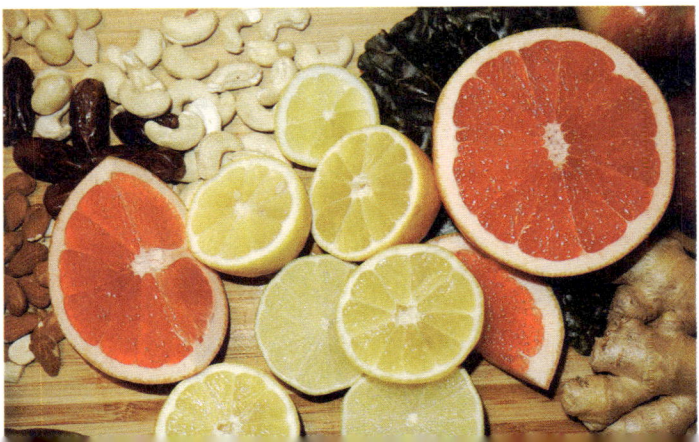

Was ist eine Allergie? Was ist eine Intoleranz?

Laktose- und Fruktoseintoleranz, Glutensensitivität, Lebensmittelallergien – Schlagwörter, die seit einigen Jahren in aller Munde sind. Aber was genau bedeuten sie überhaupt? Und warum machen Allergien und Lebensmittelunverträglichkeiten krank?

Zunächst sollten wir genau unterscheiden: Bei einer Allergie kommt es zu einer überschießenden Reaktion des Immunsystems. Schon ganz kleine Mengen des Lebensmittels zu essen, auf das man allergisch ist, kann lebensgefährlich sein. Bestimmt kennst du beispielsweise die Erdnussallergie.

Unverträglichkeiten gibt es dagegen viel häufiger, zum Beispiel die auf Milchprodukte (Laktoseintoleranz), bestimmte Obst- und Gemüsesorten (Fruktoseintoleranz) oder auf Weizen (Glutensensitivität). Diese werden häufig von einem Enzymmangel ausgelöst. Das bedeutet, dem Körper fehlen gewisse Enzyme, die normalerweise dabei helfen, bestimmte Nahrungsmittel abzubauen. Enzyme sind für unseren Körper unentbehrlich: Sie vernichten zum Beispiel Giftstoffe, die wir aus der Umwelt aufnehmen, stärken die Immunabwehr und sorgen für eine gute Wundheilung. Zu ihren Hauptaufgaben gehören die Steuerung der Verdauung sowie die Produktion von Hormonen. Hätten wir keine Enzyme, könnten weder der Vitamin- und Mineralstoffwechsel noch Hormone richtig arbeiten.

Durch einen Mangel an gewissen Enzymen kann der Körper aber ein bestimmtes Lebensmittel oder eine Nahrungsgruppe nicht verarbeiten. Stattdessen steigert sich die Entstehung von Entzündungsherden. Denn Enzyme halten im Blut entzündungsanregende und entzündungshemmende Botenstoffe im Gleichgewicht. Ist dieses gestört, lagern sich

Nahrungsbausteine ab, Entzündungen können die Folge sein. Eine Unverträglichkeit aufgrund eines Enzymmangels kann sich auf den ganzen Körper auswirken – vom Darm über den Kopf bis hin zur Haut. Und wer konstant Entzündungsherde in sich trägt, wird krank.

DER 21-TAGE-TEST

Es gibt die wunderbare Faustregel, 21 Tage lang eine Lebensmittelgruppe wegzulassen, um zu beobachten, wie man sich danach fühlt. Dabei geht es nicht um Verzicht, sondern ums Ersetzen! Ein Beispiel: Sehr viele von uns vertragen Kuhmilchprodukte oder Getreide mit steigendem Alter schlechter. Als Healthcoach würde ich dir bei bestimmten Beschwerden raten, 21 Tage lang auf Kuhmilch- und Getreideprodukte zu verzichten und diese dafür durch Alternativen, wie zum Beispiel pflanzliche Milch oder auch Produkte aus Schaf- oder Ziegenmilch, zu ersetzen. Und dann schau einfach mal: Was macht das mit deinem Bauch, mit deiner Haut, mit deiner Verdauung? Ich habe beispielsweise eine extreme Intoleranz auf Milchprodukte, wusste aber lange Zeit nichts davon. Als Kind und als Jugendliche habe ich viel Milch getrunken, litt aber ständig unter merkwürdigen Entzündungsherden im Körper – Mittelohrentzündungen und auch Blasenentzündungen gehörten zu meinem Leben einfach dazu. Seitdem ich aber Kuhmilch aus meiner Ernährung gestrichen habe, sind diese Beschwerden gänzlich verschwunden.

Die meisten Erwachsenen können Kuhmilch nicht gut verarbeiten. Sie ist zudem ein Produkt, das voll von Hormonen, Antibiotika und Allergenen ist. Menschen sind die einzige

Spezies, die auch als Erwachsene weiter Milch trinkt – obwohl diese darauf ausgelegt ist, mit entsprechenden Hormonen das Wachstum von Säuglingen zu unterstützen. Es gibt biologisch gesehen keinen Grund, über dieses Alter hinaus weiter Milch zu sich zu nehmen. Denn bereits im Alter von zwei Jahren hört der Körper auf, das Enzym Laktase zu produzieren.

Es gibt definitiv einige bessere, reichhaltigere und gesündere Kalziumquellen als Milch, beispielsweise Sardinen, Sesamsamen, Körner, Tofu, Spinat oder Mandelkerne. Und auch für Kuhmilchkäse findet sich Ersatz wie Schafs- oder Ziegenkäse. Diese weisen einen hohen Eiweiß- und Zinkgehalt auf und sind wesentlich besser verdaulich.

Die Sache mit dem Weizen

Auch mit Weizen und Bohnen haben viele ein Problem. Gerade wenn wir älter werden, vertragen wir diese oft weniger gut als noch in unseren Kindheitstagen. Eine Studie aus den USA hat ergeben, dass sich bei Probanden, die 21 Tage lang auf glutenhaltiges Getreide und Bohnen verzichteten, individuelle Krankheitssymptome erheblich reduzierten. Zu 68 Prozent wurden Gelenkschmerzen, Akne, Magenprobleme und auch die Verdauungserkrankung Reflux verringert. Ein Wahnsinnsergebnis!

Ich weiß aus eigener Erfahrung: 21 Tage klingt erst einmal lang. Und natürlich ist es eine Herausforderung. Aber so lange braucht dein Körper, um sich auf die Veränderung einzustellen. Und in dieser Zeit wirst du merken, ob es dir ohne diese Lebensmittel besser geht! Wer sich nach drei Wochen immer noch extrem nach dem verbannten Nahrungsmittel sehnt, kann auch versuchen, sie langsam wieder in den Speiseplan einzuführen. Aber dabei heißt es dann, ganz genau hinzuschauen. Wenn sich bei dir plötzlich wieder Bauchschmerzen, Migräne oder schlechte Haut einstellen, dann ist dies ein eindeutiges Zeichen dafür, dass du dieses Lebensmittel einfach nicht verträgst.

Vielen graut es erst einmal davor, ein häufig konsumiertes Lebensmittel aus ihrer Ernährung zu streichen. Aber man sollte sich dabei nicht den Verzicht, sondern die tollen Ersatzmöglichkeiten vor Augen führen. Auch mir ist es anfangs schwergefallen, auf Kuhmilch zu verzichten, denn ich liebe Käse. Ich habe fortan nur noch an Käse gedacht. Aber dann habe ich mir selbst die Philosophie »Ersetzen statt verzichten« zu eigen gemacht und festgestellt, dass ich wunderbar mit Ziegen- und Schafsmilch klarkomme. Das hat Zeit gebraucht: Während ich ganz am Anfang Ziegenkäse schrecklich fand, gehört er heute zu meinen Lieblingen! Du merkst: Du kannst dich an alles herantasten und gewöhnen. Wichtig ist aber eine flexible Einstellung. Anstatt sich also an alten Gewohnheiten, die meist noch aus der Kindheit stammen, festzuklammern, geht es darum, sich neu kennenzulernen.

Denn immer Bauchschmerzen, Blähungen oder Kopfschmerzen zu haben, ist doch kein schönes Lebensgefühl. Wir akzeptieren die eigenen Missstände viel zu sehr. Zum einen aus Unwissenheit, zum anderen aus Gewohnheit. Es ist nicht normal, einen Blähbauch zu haben, es ist nicht normal, morgens mit verquollenen Augen aufzuwachen, selbst Ringe unter den Augen sind kein normaler Zustand. Dein Körper kann nicht sprechen. Aber durch derlei Beschwerden und Unwohlsein verleiht er sich eine Stimme. Umgekehrt ist es ja auch so: Wenn deine Haare glänzen und du dich wohlfühlst, dann zeigt dies, dass es auch deinem Körper gut geht.

DU BIST, WAS DU ISST

Beim Thema Ernährung differenziere ich zwei Begriffe stark: das englische Wort »diet« und das deutsche Wort »Diät«. Beide klingen ähnlich, meinen aber etwas anderes. Hierzulande zielt eine Diät meist darauf, Gewicht zu verlieren, sich also etwas zu entziehen. Das englische »diet« hingegen bedeutet Ernährung und den Umgang mit Lebensmitteln, also was genau man isst und in welcher Balance. Ich war noch nie ein Fan von Diäten, denn ich glaube weder ans Hungern noch an den dogmatischen Verzicht von bestimmten Nahrungsgruppen.

Schaut man sich die Headlines der Zeitschriften an oder liest sich durch die Vielzahl an Ernährungsratgebern, fällt schnell auf: Diäthalten ist kein Spaß. »Für immer zuckerfrei«, »Die Low-Carb-/No-Carb-Diät«, »Der No-Meat-Plan« – so oder so ähnlich lauten die aktuellen Topseller. Und noch eine Beobachtung: Besonders gerne werden in solchen Ratgebern drei unserer sechs Modalverben verwendet: »müssen«, »sollen« und »dürfen« – oder vielmehr: »nicht dürfen«. Das Thema Ernährung ist für viele eine ernst gemeinte Kriegserklärung. Der Feind: der eigene Körper, das Hungergefühl, unser Gewicht und – der Oberteufel – das Essen. Alles dreht sich nur noch um die Do's und vor allem um die Don'ts. Genaue Verbotslisten sind Teil der Bücher. Essen ist ein Dauerthema und eigentlich fühlt man sich immerzu ein bisschen schlecht. Und noch dazu werden die Pfunde auf der Waage nicht weniger, egal, wie viel man sich vom Mund abspart. Zu groß sind wenige Stunden später die Gelüste auf all das, was man sich kurz zuvor noch mühsam vorenthielt. Zum Glück gibt es ausgezeichnete Alternativen zum Diätwahn.

DER TREND INTERVALLFASTEN

Intervallfasten ist ein Ernährungsritual, auf das ich seit vielen Jahren schwöre und das ich jedem nur ans Herz legen kann. Dabei geht es um die zeitliche Einteilung von Essenspausen, sprich: der Zeit, in der gegessen, und der, in der nicht gegessen wird. Hintergrund des Intervallfastens ist die urtypische Eigenschaft des menschlichen Organismus, auf Fastenphaser eingestellt und vorbereitet zu sein. Wenn es in früheren Zeiten Essen im Überfluss gab, schlugen die Menschen zu, um im Zweifelsfall einige Tage ohne neue Nahrung auskommen zu können. Insofern ist unser Körper so konzipiert, dass er längere Hungerperioden übersteht, indem er Energiereserven in unterschiedlichen Organen und Geweben abspeichert und, sollte Bedarf bestehen, diese wieder mobilisiert. Natürlich gibt es auch Crash-Diäten, die über einige Tage darauf ausgelegt sind, kurzfristig viel Gewicht zu verlieren. Das Problem hierbei ist allerdings, dass der Körper nach einigen Tagen anfängt, den Energieverbrauch zu reduzieren und das Eiweiß in den Muskeln abzubauen. Sobald die Diät vorbei ist, setzt der berühmte Jo-Jo-Effekt ein und die verlorenen Pfunde kommen doppelt und dreifach zurück.

Die Vorteile

Das Tolle am Intervallfasten: Der Stoffwechsel wird – aufgrund der regelmäßigen Taktung von Ruheperioden und ausreichenden Essensphasen – nicht heruntergeschraubt. Die Muskelmasse baut sich nicht ab, sondern sogar auf. Vor allem aber hat man nicht das Gefühl zu hungern, denn man isst ja, und wenn man mag, auch reichlich.

Wer also gerne ein paar Kilo leichter wäre oder sein Gewicht halten möchte, der wird mit dieser Methode sicherlich positive Ergebnisse erzielen. Denn ungenutzte Körperfette können in den Ruhephasen gezielt abgebaut werden. In Kombination mit etwas Sport und Bewegung und einer gesunden Ernährung während der Essensphasen lassen sich schon nach zwei bis drei Wochen erfreuliche Veränderungen feststellen.

Und auch sonst ist Intervallfasten eine Wunderwaffe. Durch das Fasten kommt es zu heilsamen biochemischen Veränderungen im Körper, etwa zu einem verbesserten Zucker- und Fettstoffwechsel durch die Verringerung des gefährlichen Bauchfetts, das entzündungsfördernde Stoffe ausschüttet. So soll Intervallfasten zudem Entzündungen hemmen, gegen Bluthochdruck wirken und sogar Krebs und Diabetes vorbeugen können. Die Wirkung soll sogar bis hin zu lebensverlängernden Effekte gehen. Den Grund dafür sehen Experten darin, dass das Fasten den körpereigenen Reparaturmodus aktiviert. Bei dieser Zellreinigung (Autophagie) räumt der Körper in den Zellen auf und entgiftet sie. Kein Wunder also, dass das Intervallfasten in den vergangenen Jahren zu dem Trend der Ernährungsmedizin herangewachsen ist.

Wie funktioniert es?

Beim Intervallfasten bieten sich drei Varianten an.

- 16:8 (16 Stunden lang fasten, innerhalb von 8 Stunden essen)
- 5:2 (5 Tage essen, 2 Tage mit geringer Nahrungsmenge fasten)
- 1:1 (1 Tag essen, 1 Tag fasten)

Das Intervall 16:8 ist meine bevorzugte Variante. Hier lässt man entweder die Früh- oder die Spätmahlzeit ausfallen, sodass man 16 Stunden am Stück auf Nahrung verzichtet und innerhalb der verbleibenden 8 Stunden des Tages isst. Wer zum Beispiel die letzte Mahlzeit vor 17 Uhr zu sich nimmt, kann am nächsten Morgen um 9 Uhr wieder frühstücken. Oder aber man isst abends später und hängt morgens die entsprechende Zeit wieder dran, um auf die 16 Fastenstunden zu kommen. Hierbei gibt es noch weitere Varianten: Du kannst auch zwei Stunden mehr, also 18 Stunden, auf Essen verzichten. Natürlich klingt das erst mal viel. Aber idealerweise verbringst du im Schnitt bereits sieben bis acht Stunden dieser Zeit schlafend im Bett – eine Ruhezeit, die dir dein Magen danken wird. Die Stunden vor dem Zubettgehen oder nach dem Aufstehen lassen sich mit viel Flüssigkeit leicht überbrücken.

Du kannst all das aber immer von der Stimmung und auch den Umständen abhängig machen. Denn jeder Körper reagiert anders, und du findest am besten für dich heraus, was dir guttut. Sollte sich dein Kreislauf mit diesem Intervall nicht so fit anfühlen, kannst auch ganz einfach zum Intervall 14:10 wechseln – einer weiteren Variante. Oder du probierst eine der anderen Herangehensweisen aus, die ich oben beschrieben habe.

Wie mit allem im Leben ist die Balance der Schlüssel.
Alles soll so praktiziert werden, wie es sich gut anfühlt.

So sieht mein Tag aus

Ich beginne meinen Tag morgens um 6:30 Uhr. Da ich es ohnehin nicht mag, so früh etwas zu essen, starte ich gerne flüssig. Während meine Tochter ihr Frühstück isst, mache ich mir als Erstes einen Sellerie- oder Grapefruit-Juice. Beide sind lecker, vitaminreich und unfassbar gut für die Haut. Wenn ich Zeit habe, bereite ich mir noch einen Vitaminshot zu, entweder mit frischem Ingwer oder mit Zitrone. Und auch mein Kaffee darf nicht fehlen. Natürlich ist diese Art von Start nicht jedermanns Sache. Gerade in Deutschland hält sich das Credo: Das Frühstück ist die wichtigste Mahlzeit des Tages. Ich kann insofern nur für mich selbst sprechen, dass ich es sehr genieße, nach dem Aufwachen nicht unmittelbar ans Essen denken zu müssen. Mein Tag beginnt und ich fühle mich erst einmal selbst. Eigentlich gibt es kein besseres Lebensgefühl. Danach bin ich meist den gesamten Vormittag über sehr energiegeladen und vor allem klar im Kopf.

MEINE ERNÄHRUNG

In den acht Stunden der Essensphase ernähre ich mich ausgewogen. Denn auch wenn man auf nichts verzichten muss, ist gesunde Ernährung hier das A und O. Ungesunde Lebensmittel werden immer ungesund bleiben, egal, wie viele Pausen dazwischenliegen. Und sich zu übersättigen ist natürlich auch nicht empfehlenswert. Es ist im Grunde einfach: Du isst innerhalb der acht Stunden, wenn du Hunger hast und dann am besten etwas mit einem hohen Anteil an gesunden Fetten, vielen Proteinen aus Hülsenfrüchten und Produkten aus Ziegen- und Schafsmilch, Ballaststoffen aus frischem Obst und Gemüse und ohne raffinierten Zucker. Sofern die Speisen ausgewogen sind, kannst du auch viel essen. Zwei Teller Salat sind natürlich total in Ordnung, dazu ein großes Stück Steak oder auch mal ein Burger mit Vollkornbrötchen – perfekt.

Wenn ich mich so ernähre, habe ich eigentlich nie Heißhungerphasen, sondern fühle mich stets sehr ausgeglichen. Mein Körper sieht besser aus und auch meine Muskeln sind stärker als früher. Meine Haare glänzen, meine Nägel sind kräftiger. Ich wache morgens nicht mehr mit verquollenen Augen auf und schlafe nachts besser durch, weil mein Magen mehr Zeit zum Ruhen hat und nicht durch Verdauung gestört wird.

INTERVALL-LIFESTYLE

Du kannst das Intervallfasten zu Beginn ein bis zwei Tage die Woche ausprobieren und solltest es für den Anfang etwa vier Wochen beibehalten. Für mich ist es längst zu einem Lebensrhythmus geworden. Ich mache es bewusst mindestens zweimal die Woche, stelle aber fest, dass es mir so in Fleisch und Blut übergegangen ist, dass ich die Zeiten von Essen und Essenspausen in der Regel täglich ganz unbewusst einhalte. Ich fühle mich einfach so viel besser damit. Daher ist für mich auch den Begriff des Fastens passé, denn dieser klingt nach einer Art Kur mit großem Verzicht. De facto gewöhnt man sich aber sehr schnell an diese klare Einteilung und weiß die Vorteile sehr zu schätzen. Insofern ist es für mich keine Methode, sondern einfach eine Art Lifestyle.

Natürlich dauert eine solche Umstellung ein wenig. Wer sein ganzes Leben lang anders gegessen hat, kann nicht erwarten, dass er alles nach zwei Wochen komplett verändern kann. Wie immer musst du dir Zeit geben und Geduld haben. Das Schöne daran ist: Je besser du mit diesen Abläufen zurechtkommst, desto weniger Gedanken machst du dir übers Essen. Du isst, wenn du isst, und den restlichen Tag über ist dein Kopf frei für andere Dinge. Auch dadurch nimmst du im Übrigen automatisch ab.

Langsames Essen löst – im Vergleich zum Schlingen – einen viel stärkeren Anstieg der sättigenden Hormone im Blut aus, was darüber hinaus dazu führt, dass man einerseits weniger isst und andererseits länger gesättigt ist. Noch dazu können Nährstoffe durch langsames Essen besser verwertet werden und die Mahlzeiten werden problemlos, sprich, ohne anschließende Blähungen, Sodbrennen oder Ähnlichem, verdaut.

Auch hier zeigt sich wieder einmal, dass es nur von Vorteil ist, unseren täglichen Abläufen bewusst und achtsam gegenüberzutreten. Und je eher man anfängt, dieses Bewusstsein auch seinem Nachwuchs zu vermitteln, desto leichter schafft man für diesen eine wichtige Wertschätzung gegenüber der Nahrung im Allgemeinen. Mit meiner Tochter kultiviere ich die Achtsamkeit beim Essen mit einfachen Ritualen. Wenn wir uns an den Tisch setzen, sagen wir kindgerechte Sprüche wie »Piep, Piep, Piep – wir haben uns alle lieb und wir sitzen zusammen am Tisch.« Das signalisiert uns beiden: Wir sitzen mit dem Essen vor uns am Tisch, wir nehmen uns dafür Zeit, jetzt wird gemeinsam gegessen.

Bereits zu Beginn dieses Buchs bin ich immer wieder darauf eingegangen, wie wichtig es ist, Teil einer Gemeinschaft zu sein. Und das gilt auch für das Essen. Bereits in der Steinzeit fanden sich die Menschen zur gemeinsamen Nahrungsaufnahme am Lagerfeuer zusammen. So stellt die gemeinsame Mahlzeit die Urform des Beisammenseins dar.

Es ist bewiesen, dass wir uns selbst gesünder ernähren, wenn auch unser Umfeld sich gesund ernährt. Der Genuss, mit anderen Menschen zu essen, verändert deinen gesamten biochemischen Haushalt. Eine gemeinsame Mahlzeit sättigt nicht nur physiologische, sondern auch seelische Bedürfnisse. So haben Studien ergeben, dass Kinder und Jugendliche, die mindestens dreimal in der Woche mit ihrer Familie essen, sich gesünder ernähren und weniger Gewichtsprobleme aufweisen. Kinder ohne regelmäßiges gemeinsames Abendbrot haben dagegen nicht nur häufiger Übergewicht, sie scheinen sich zudem auch eher auffällig zu verhalten. Weitere Studien haben ergeben, dass Menschen, die ihre Mahlzeit in Gemeinschaft zu sich nehmen, sich im Schnitt gesünder ernähren. Alleinesser bereiten sich demnach seltener warme Mahlzeiten zu und greifen häufiger zu Fertiggerichten.

DER MYTHOS VON DEN KALORIEN

Wenn jemand ein Problem mit seinem Gewicht hat, dann wird die Philosophie, die auf das Zählen von Kalorien aufbaut, erst recht zur Qual. Das genaue Kennen und Notieren von Kalorien, um diese dann später entsprechend beim Sport wieder abzubauen, gehört nicht ohne Grund zu den stark umstrittenen Methoden. Menschen, die ohnehin mit einem Gewichtsproblem zu kämpfen haben, werden durch solche Strategien psychologisch noch zusätzlich belastet. Anstelle von Erleichterung und Freiraum im Kopf führt das Kalorienzählen zu einer Dauerobsession, nach der man sich fortan nur noch mit Essen beschäftigt. Und dabei ist der große Trugschluss, dass man die Kalorien, die man konsumiert, mit der entsprechenden Portion Sport wieder eliminieren kann. Muffin rein, eine Runde joggen, Muffin wieder raus? Fehlanzeige, das funktioniert nicht.

Es gibt Kalorien, die gut, und solche, die schlecht für den Körper sind. Eine Avocado hat sicherlich mehr Kalorien als ein Muffin, aber sie enthält die Nährstoffe, die uns guttun, mit denen unser Organismus arbeiten kann. Der Muffin hat vielleicht weniger Kalorien, aber auch null Nährwert. Und nur dann, wenn man Kalorien so zu sich nimmt, dass der Körper sie in Energie verwandeln kann, stellt sich auch kein Hungergefühl ein. Bestimmt hast du es auch schon an dir festgestellt: Nach dem Verzehr von »guten« Kalorien denkt man nicht mehr die ganze Zeit über das Essen nach, hat kaum Heißhungerattacken und kann auf diese Weise viel leichter sein Gewicht halten. Lieber also 2000 gute Kalorien als 2000 schlechte!

Doch wie unterscheidet man sie voneinander? Oft stecken die schlechten Kalorien in stark verarbeiteten Lebensmitteln, in Form von großen Mengen an Zucker, Salz oder schlechtem Fett. Diese verlangsamen den Stoffwechsel und sorgen dafür, dass sich Fett besonders gern in der Bauchregion ablagert, im sogenannten »Belly-Fat«. Immer wieder höre ich den Satz: »Ich mache Sport, aber ich nehme einfach nicht ab.« Insbesondere Männer kommen oft zu mir und beklagen sich: »Der Bauch ist die einzige Stelle an meinem Körper, an der ich immer noch Speck ansetze.« Und da zeigt sich ganz genau: Gewicht verliert eben nur, wer Sport macht und sich richtig ernährt.

Tschüss Bauchfett

Die Themen Bauchfett und ungesunde Kalorienzufuhr haben, wie fast alles in unserem Körper, mit unserem Insulinspiegel zu tun. Das in den Zellen der Bauchspeicheldrüse produzierte Hormon Insulin transportiert den über die Nahrung aufgenommen Zucker aus dem Blut in unsere Zellen – man könnte sagen, es füllt unseren Energiespeicher auf. Und aus diesem schöpfen wir für alle körperlichen und geistigen Prozesse, von Bewegung und Atmung über Gehirnaktivität bis Herzleistung und vielem mehr. Zudem reguliert Insulin unseren Fett- und Eiweißhaushalt. Unser Blutzuckerspiegel steigt und sinkt, je nachdem, was wir wann essen. Und das hängt wiederum mit den unterschiedlichen Arten von Zuckern zusammen, die wir zu uns nehmen. Wenn du zum Beispiel ein Vollkornbrot isst, steigt dein Blutzuckerspiegel langsam an. Denn Vollkorn setzt sich aus komplexen Kohlenhydraten zusammen, die erst langsam aufgespalten werden müssen. Ein Stück Traubenzucker hingegen besteht aus Einfachzucker, der ohne Umwege ins Blut geht. Deswegen wird fast unmittelbar Energie freigesetzt. Essen wir davon eine größere Menge, stellt der Körper entsprechend viel Insulin bereit. Allerdings wird der Einfachzucker schnell wieder abgebaut, der Blutzuckerspiegel fällt steil ab, eine Unterzuckerung kündigt sich an. Daher ist es ganz wichtig, dass wir wissen, wie wir unseren Insulinspiegel regulieren können, was ihn puscht und wie wir ihn wieder ausgleichen können.

Warum das Croissant keine gute Idee ist

Wir leben vielfach nach dem »Belohnungsprinzip«. Am Abend »belohne« ich mich noch mit etwas Süßem. Das ist für unseren Insulinspiegel fatal, ebenso wie morgens gleich etwas Süßes zu essen. Du bist auf dem Weg zur Arbeit, holst schnell beim Bäcker ein Schokocroissant, schlingst es in Bus oder U-Bahn herunter und weiter geht's. Was passiert jetzt in deinem Körper? Dein Insulinspiegel schnellt in die Höhe, du spürst kurz Energie. Aber leider fällt er auch schon bald wieder ab, und zwar richtig tief in den Keller. Da ist er nun niedriger als am Morgen, bevor du etwas gegessen hast. Unter dem kurzen Kick wirst du wahrscheinlich den ganzen Tag über leiden: Es kommen Ermüdungserscheinungen auf dich zu, schlechte Konzentration und Trägheit.

Wer viel Zucker zu sich nimmt und dies vielleicht bereits seit der Kindheit – das fängt schon mit dem häufigen Kakao in der Pause an –, läuft Gefahr, auf Dauer eine Insulinresistenz zu entwickeln. Und das muss unbedingt vermieden werden, denn Diabetes und Übergewicht können die langfristige Folge sein. Sie spielt umgekehrt eine große Rolle fürs Abnehmen, denn wer eine Insulinresistenz aufweist, der wird es sehr sehr schwer damit haben – trotz größter Anstrengung und vieler Sporteinheiten.

Auch hier geht es um die stetige Bewusstmachung. Brauche ich heute das Schokocroissant oder mache ich mir lieber ein Omelett mit Spinat? Das kannst nur du entscheiden. Aber was gut für unseren Körper ist und was nicht, das wissen wir meist ganz genau.

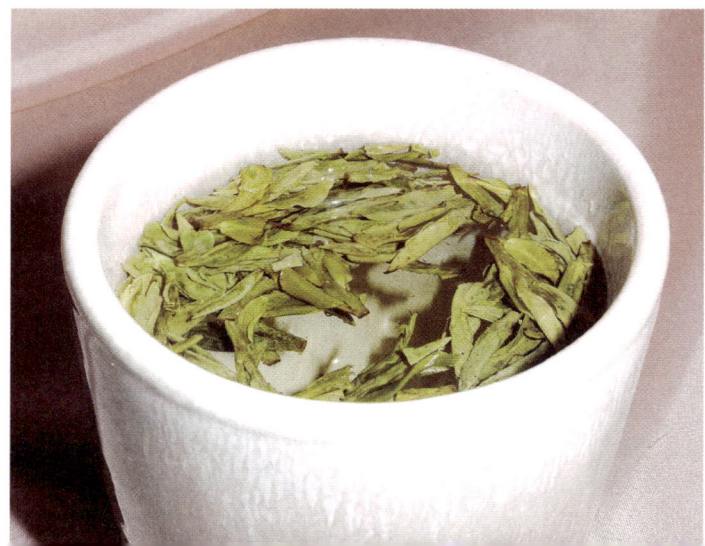

Lieber Nüsse statt Stress

Oft wollen wir zuckerhaltige Lebensmittel haben, wenn wir gestresst sind. Dann schüttet der Körper das Hormon Cortisol aus. Unter Stress steigt mit dem Cortisol auch der Energiebedarf, vor allem das Gehirn benötigt mehr »Treibstoff«, sprich, mehr Glukose. Deshalb ist der Hang zum kalorienreichen Zucker erst einmal eine logische Reaktion des Körpers. Sobald wir Süßes wie Schokolade essen, sinkt ein erhöhter Cortisolspiegel schneller ab. Aber gut tut uns das meist nicht und ist auch nicht von langer Dauer – denn innerhalb kürzester Zeit verlangt der Körper wieder nach einem neuen Zuckerschub. Ein Teufelskreis!

Vielleicht kennst du die Situation: Du hast einen langen Flug hinter dir und beim ersten Bäcker möchtest du dir am liebsten sofort eine Zimtschnecke oder etwas anderes Süßes holen. Denn im Flugzeug wird der Körper in einen Stresszustand versetzt, schon alleine wegen des Luftdrucks. Frag dich also, ob etwas Süßes wirklich sein muss oder ob es gerade einfach nur die Hormone sind, die deine Gelüste auslösen. Viel besser wäre es in so einer Situation, als Überbrückung einen Apfel zu essen, bis du in einem Restaurant ein gutes Stück Fleisch und einen Salat bekommst. Aber das geht unterwegs natürlich nicht immer. Ich habe mir daher angewöhnt, auf Reisen immer eine Tüte Nüsse mit guten Fetten dabeizuhaben. Sie halten lange satt und haben viele positive Auswirkungen auf die Gesundheit. Abends esse ich zum Beispiel ab und zu gerne eine kleine Tüte Cashewnüsse, ohne Salz oder irgendwelche Zusatzstoffe. Und es spielt für mich auch keine Rolle, dass sie viele Kalorien haben, denn es sind gute Kalorien, mit denen mein Körper arbeiten kann.

DER SCHLECHTE RUF VOM FETT

Der Nährstoff Fett hat leider einen schlechten Ruf, und das vollkommen zu Unrecht. Er wird automatisch mit Gewichtszunahme verbunden, mit schlechter Haut und einem ungesunden Lebensstil. Dabei gehören Fette zu den Basisnährstoffen und sind für unsere Gesundheit unverzichtbar. Sie sind der Grundbaustein für unsere Zell- und Hormonbildung. Wenn unser Hormonhaushalt nicht im Gleichgewicht ist, laufen viele Prozesse aus dem Ruder. Wer sich die guten Fette entzieht, erhöht laut einer Studie das Risiko für eine Depression. Auch die Haut leidet, die Libido verringert sich. Eine ausgeglichene Hormonregulation sorgt dafür, dass das Gehirn gut funktioniert, sie hilft uns dabei, einen klaren und scharfen Verstand zu haben. Die gesunden Omega-3-Fettsäuren senken den Cholesterinspiegel, wehren freie Radikale ab und schützen uns so vor Gefäßverkalkungen, die Herzkrankheiten zur Folge haben können. Du siehst, ungesund wird es erst, wenn wir zu viel davon essen. Und wir sollten unbedingt darauf achten, welche Fette wir wählen. Greife daher statt zu tierischen Fetten eher zu pflanzlichen, weil sie reich an mehrfach ungesättigten Fettsäuren sind. Transfette, wie sie in abgepackten Kuchen, Chips oder Tiefkühlpizzen vorkommen, solltest du eher meiden. Sie entstehen bei der industriellen Härtung von Fetten und sind für unseren Körper Gift.

Gute Fette
- fettreiches Obst und Gemüse wie Oliven oder Avocado
- Nüsse, Kerne und Samen wie Walnuss-, Sonnenblumen-, Macadamianuss- und Chashewkerne, Chia-Samen oder als regionale Alternative Leinsamen

- Raps-, Oliven-, Hanf-, Kokosnuss-, Lein- und Walnussöl, Mandelbutter
- fettreicher Fisch wie Sardine, Hering und Lachs oder als Alternative für Vegetarier und Veganer Produkte aus Meeresalgen wie das Omega-3-Algenöl

BIO MUSS NICHT VIEL KOSTEN

»Gesunde Ernährung ist so teuer!« Das ist ein Argument, das ich oft höre. Und es stimmt: Im Biosupermarkt einzukaufen ist wesentlich kostspieliger, als beim Discounter in die Gemüsetheke zu greifen. Aber ist das Gemüse dort nicht schadstoffbelastet? Ist der Brokkoli beim Discounter genauso gesund wie der aus dem Bioladen? Muss ein Ökosiegel wirklich sein?

Deshalb solltest du genau hinschauen, denn Bio ist nicht gleich Bio. Bei den Biosiegeln der im Discounter verkauften Produkte gelten häufig nämlich weniger strenge Richtlinien. Diese Produkte sind oftmals stärker verarbeitet und enthalten mehr Zusatzstoffe. Die Biosiegel aus dem Bioläden unterliegen dagegen hohen Qualitätsstandards. Es lohnt sich für uns aus gesundheitlichen Gründen, aber auch für den Klima- und Tierschutz, eher hochwertige Bioprodukte in den Einkaufskorb zu legen. Bioqualität heißt nämlich auch, dass bei der Herstellung auf Gentechnik verzichtet wurde. Und wenn du dich daran orientierst, was zu welcher Jahreszeit wächst, sind auch Obst und Gemüse aus ökologischer Landwirtschaft nicht so viel teurer. Erdbeeren im Winter haben nicht ohne Grund ihren Preis, müssen sie doch erst von weit anreisen. Dann lieber im Sommer direkt vom Strauch und im Winter stattdessen eingelagerte Äpfel.

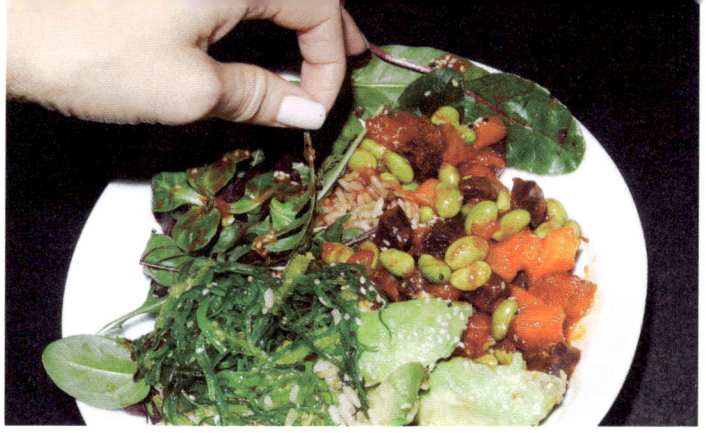

Ein kleiner Tipp: Wenn du Obst kaufst, wasch es immer erst mit lauwarmem Wasser ab. Leg es kurz in einen Topf mit frischem Wasser und gib etwas Himalaja-Salz hinzu, um es zu reinigen.

DIE MACHT DER SCHÖNHEITSIDEALE

Wir können ganz offen darüber sprechen: Unser Verhältnis zum Körper ist vorbelastet. Mittlerweile wird zwar ein entspannteres Verhältnis zur Figur propagiert – Kurven sind sexy und Bodyshaming ist ein Vergehen, – aber Hand aufs Herz, gerade wir Frauen wissen, wer da eigentlich immer noch an der Macht ist: die Figur-Diktatur.

Spreche ich mit meinen Freundinnen, weiß ich, dass fast jede von ihnen sich bewusst oder unbewusst seit Jahrzehnten mit ihrem Körper beschäftigt. Es sind Leben im Diätzustand, mit schlechtem Gewissen, mit Pastaliebe und Brotgenuss, gefolgt von argwöhnischen Blicken in den Spiegel. Es scheint ganz normal zu sein, dass im Hinterkopf immer noch eine zweite Platte aufgelegt wird, auf der ein recht monotoner Song gespielt wird: »Was esse ich, was esse ich nicht? Check mal deine Figur! Passt die Jeans noch?« Viele Frauen haben ihr Leben lang eine schlechte Beziehung zum Essen. Daher ist es ganz wichtig, es wieder mit Genuss zu koppeln!

Mir ist ganz wichtig: Natürlich ist es total in Ordnung, auch mal etwas Ungesundes zu essen. Nur, wenn du es tust, solltest du es mit Achtsamkeit und Genuss tun. Setz dich hin und mach dir bewusst: »Jetzt gönne ich mir ein Stück Schokoladenkuchen und esse ihn Biss für Biss.« Du wirst feststellen, wenn du das mit vollster Aufmerksamkeit tust, kommst du meist gar nicht bis zum Schluss. Denn wirklicher Genuss steht am Anfang, und alles was danach kommt, ist Comfort Eating. Wir streicheln mit dem Essen die Seele. Die Hauptsache dabei ist, dass du den Schokoladenkuchen positiv assoziierst. Dein gesamter Körper, dein Bauch, deine Gefühle – alles verbindet sich mit deinen Zellen und hört deinen Gedanken zu. Wenn du also den Kuchen isst und dabei die ganze Zeit denkst: »Oh Gott, davon werde ich fett!«, dann setzt dein Körper eher Fett an, als wenn du dir keine Gedanken darüber machst, sondern den Kuchen genießt. Sag also stattdessen unbedingt lauthals »Ja!« zum »Food-Orgasmus«! Denn dann wird das Glückshormon Serotonin in deinem Körper freigesetzt.

Wir dürfen niemals vergessen: Unsere vornehmste Aufgabe ist es zu leben. (Michel de Montaigne)

Mir geht es nicht um Enthaltsamkeit. Genuss tut der Seele gut und dazu kann in moderaten Mengen auch gehören, was vielleicht auf dem Papier nicht so gesund ist. Studien haben belegt, dass Menschen, die ganzheitlich glücklich leben, sprich: in einer intakten Beziehung sind, ihr Leben genießen und sich gut ernähren, ohne Probleme auch mal ihr Glas Wein trinken können.

Wir trennen oft Körper und Geist – und dabei ist alles eins. Darum auch dieses Buch: Nur wenn wir allen sechs Säulen, die uns bestimmen, die entsprechende Aufmerksamkeit und Zuneigung schenken, schaffen wir es, uns selbst gerecht zu werden und ein glückliches, ausgefülltes Leben zu führen. Es gehört alles zusammen. Und was am Ende zählt, ist die Balance und das Bewusstsein.

Wer sagt, dass er gerne etwas an sich, an seinem Körper und an seinem Leben verändern will, der muss auch etwas tun, um diese Balance herzustellen. Zu mir kommen oft Menschen und fragen mich als Healthcoach oder als Freundin: »Shermine, was soll ich tun? Ich möchte fitter werden, Gewicht verlieren, eine bessere Haut haben. Kannst du mir ein paar Tipps geben?« Ich schaue mir die Person an und schlage eine konkrete Veränderung vor. Aber oft wollen die Leute das gar nicht und reagieren so, als müssten sie ihr Liebstes verteidigen: »Och nee, darauf habe ich keine Lust. Ich liebe meinen Kaffee mit Milch am Morgen!«

DU bist, was DU isst. Kein anderer entscheidet, welche Lebensmittel du konsumierst und wie viel davon. Gesunde Ernährung und dein Wohlfühlgewicht sind nicht problemlos zu erreichen. Im ersten Schritt musst du bereit dafür sein, die Veränderung zu wollen und zu leben. Das bedeutet, Verantwortung für dich zu übernehmen. Veränderung lässt sich nur durch Handeln erwirken. Ich glaube fest daran, dass wir uns alle selbst heilen können – über Ernährung, Bewegung und unsere Beziehungen. Tief in uns drin wissen wir, was uns guttut. Und auch unser Körper weiß ganz genau, was er und wann er es braucht. Wir müssen nur lernen, ihn zu hören und zu verstehen.

MEINE NATÜRLICHEN SOS-HEILMITTEL

Hier meine Favorits an gesunden Lebensmitteln – praktisch und übersichtlich als Liste zum Nachschlagen!

ANTIOXIDANTIEN, MINERALIEN UND CO.

- **Acai-Beere:** Hochdosiertes Antioxidantium; bekämpft freie Radikale, die die Haut angreifen, und unterstützt die Kollagenproduktion.
- **Aloe vera:** Heilt nachweislich innere wie äußere Entzündungen der Haut, stimuliert Zellwachstum, reduziert Rötungen, unterstützt bei der Narbenheilung, lindert Juckreiz und Sonnenbrand.
- **Basilikum:** Reichhaltig an Antioxidantien und Nährstoffen wie Vitamin A; hilft bei Akne; sollte roh verzehrt werden.
- **Kalzium:** Wichtig für die Knochen; enthalten in Sardine, Sesam, Tofu.
- **Chrom:** Für den Stoffwechsel wichtiges Spurenelement; enthalten in Spargel, Banane, Rindfleisch, Pilzen.
- **Cayennepfeffer:** Gute Quelle für Vitamin C und E sowie Flavonoide, Mangan und Kalium; hilft gegen Akne und regt durch das enthaltene Capsaicin die Hautdurchblutung an und beim Aufbau eines inneren Sonnenschutzes, auch gegen Muskelschmerzen und Arthritis wirksam.
- **Eisen:** Wichtig für Wachstum, Entwicklung und Herstellung roter Blutkörperchen (und damit für die Sauerstoffversorgung der Muskeln), Herstellung von Hormonen; enthalten in magerem Fleisch, Meeresfrüchten und Geflü-

gel, Linsen, Spinat, Kidneybohnen und Erbsen, Nüssen und einigen getrockneten Früchten wie Rosinen.

- **Folsäure:** Fördert die Entwicklung von Blut, Zellen und der DNA (Erbsubstanz); enthalten in Salat, Tomaten, Spargel, Kohl, Eigelb und Leber.
- **Fischöl:** Enthält Omega-3-Fettsäuren, die entscheidend sind für eine gesunde Herz-Kreislauf-, Nerven- und Immunfunktion, stärkt die Insulinsensitivität und unterstützt die Blutzuckerbalance.
- **Ingwer:** Antiseptisch, hemmt die Vermehrung von Viren, Scharfstoffe regen Durchblutung und Kreislauf an, fördern die Verdauung, steigern Magensaft-, Speichel- und Gallenbildung.
- **Jod:** Wichtig für die Schilddrüse; enthalten in Ei, Lachs, Sardine, Algen.
- **Kalium:** Wichtig für die Knochen; enthalten in Zucchini, Pilzen, Kürbis, Lachs.
- **Mariendistel:** Schützt und reinigt die Leber, wirkt krampflösend.
- **Knoblauch:** Natürliches Antibiotikum, wirkt gegen Viren.
- **Kurkuma:** Wirkt reinigend auf Blut, Leber und Darm, verringert Entzündungen im Körper.
- **Kreuzkümmel:** Enthält essenzielle Fettsäuren, Proteine, Flavonoide, Vitamin A, B und C, Kalzium, Magnesium und Zink; verbessert Haare, Nägel, Haut und Wohlbefinden.
- **Kürbissamen:** Unterstützt die Darmflora, hilft beim Ausscheiden von schlechten Bakterien und bei Hautproblemen; Enthält Vitamin E, Zink, Omega-3- und -6-Fettsäuren
- **Lavendel:** Bei nervöser Unruhe, Erschöpfung und Einschlafstörungen.

- **Leinsamen:** Enthält Omega-3- und Omega-6-Fettsäuren, Proteine, Ballaststoffe, Mineralstoffe und Vitamine; hilft beim Ausscheiden von Giftstoffen, natürliches Abführmittel.
- **Löwenzahn:** Wirkt heilend, enthält Vitamin A, B und C; bringt die Haut zum Strahlen.
- **Magnesium:** Unterstützt guten Schlaf, hilft bei Verstopfung, fördert den Stoffwechsel, reguliert den Blutdruck, entspannt die Muskeln und verhindert Muskelkrämpfe, Anti-Stress-Mittel; enthalten in Nüssen, Hülsenfrüchten, Leinsamen, Sonnenblumenkernen, Spinat, Kohlrabi, Bananen.
- **Mangan:** Wichtig für den Knochenaufbau; enthalten in braunem Reis, Kichererbsen, Walnüssen, Quinoa, Spinat.
- **Manuka-Honig:** Natürliches Antibiotikum, stärkt bei regelmäßiger, wohldosierter Einnahme das Immunsystem.
- **Melatonin:** Das Schlafhormon, wird aus Serotonin hergestellt, unterstützt den Schlaf-wach-Rhythmus.
- **Minze:** Inneres, natürliches Peeling, Beruhigungsmittel bei Blähbauch.
- **Nelke:** Enthält hautfreundliche Mineralstoffe, Kalzium, Eisen, Magnesium und die Vitamine C, E und K.
- **Nelkenöl:** Hilft bei der Hautreinigung (im Mix mit zum Beispiel Mandelöl).
- **Phosphor:** Wichtig für Knochen und Zähne; enthalten in Rindfleisch, Lauch, weißem Fisch, Tomate.
- **Probiotika:** Wichtig für die Darmgesundheit; enthalten in Kefir, Miso.
- **Selen:** Wichtig für die Schilddrüse und das Immunsystem; enthalten in Eiern, Graupen, Hühnchen, Spinat.
- **Resveratrol:** Nährstoff, der Antioxidantien und Herz-Kreislauf-Unterstützung liefert; enthalten in Wein-

trauben, Himbeeren, Maulbeeren, Pflaumen, Erdnüssen und im japanischen Staudenknöterich (schwer oder wenig aufzufinden in Lebensmitteln, deswegen als Nahrungsergänzungsmittel hilfreich).

- **Silicea:** Wichtig für das Bindegewebe; enthalten in Gurken, Rhabarber, Erdbeeren.
- **Schwefel:** Wichtig für den Energiestoffwechsel; enthalten in Knoblauch, Zwiebeln.
- **Spirulina (Blaualge):** Superfood, enthält essentielle Aminosäuren, Kalzium, Magnesium, Eisen, Vitamin B, Betacarotin, Chlorophyll und Ballaststoffe.
- **Weizengras:** Superfood, wirkt gegen die Hautalterung, unterstützt die Hautelastizität, erhöht das Energielevel, balanciert den Blutzuckerspiegel aus, entgiftet Leber und Blut.
- **Zimt (Ceylon):** Hilft bei Bluthochdruck.
- **Zink:** Hilft bei der Aufnahme von B-Vitaminen; enthalten in Hühnerfleisch, dunkler Schokolade, Sesamsamen.
- **Zitronenmelisse:** Belebende ätherische Öle, antibakterielle und antimikrobielle Wirkung, hilft bei öliger Haut und Akne.

WOBEI HILFT WELCHES VITAMIN?

- **Vitamin A:** Reparatur und Erneuerung von Zellen; enthalten in Karotte, Grünkohl, Spinat und Ei.
- **Vitamin B1:** Unterstützt das Nervensystem und die Verdauung; enthalten in Avocado, Grünkohl, Spinat, Ei.
- **Vitamin B2:** Wichtig für Haut, Haare und Nägel; enthalten in Spargel, Champignons, Ei, Sesam.

- **Vitamin B3:** Fördert die Durchblutung; enthalten in Avocado, Ei, Hühnerfleisch.
- **Vitamin B5:** Unterstützt die Feuchtigkeit der Haut; enthalten in braunem Reis, Quinoa, Ei.
- **Vitamin B6:** Gut für Stimmung, Schlaf und ein gesundes Immunsystem; enthalten in Avocado, Bananen, Hühnerfleisch, Knoblauch.
- **Vitamin B7:** Unterstützt die Nierenfunktion, reguliert den Stoffwechsel, gut für Haut, Haare und Nägel; enthalten in Ei, braunem Reis.
- **Vitamin B9:** Schenkt Energie; enthalten in Karotte, Kichererbse, Ei, Spinat, Avocado.
- **Vitamin B12:** Schenkt Energie; enthalten in Rinderleber, Austern, Rindfleisch, Camembert.
- **Choline:** Regen den Stoffwechsel an, gut für die Leber; enthalten in Lachs, Ei.
- **Vitamin C:** Regt die Kollagenproduktion an, erhöht die Hautelastizität, wichtig für das Immunsystem.
- **Vitamin D:** Hilft der allgemeinen Stimmung, wichtig in den Wintermonaten. Steuert die Einlagerung von Kalzium in die Knochen und schützt nach den Wechseljahren vor der Entmineralisierung der Knochen, der sogenannten Osteoporose; enthalten in Champignons, Eiern.
- **Vitamin E:** Antioxidative Wirkung, erhöht die Hautfeuchtigkeit, stärkt das Immunsystem; enthalten in Avocados, Blattgemüse, Spinat, Tomaten.
- **Vitamin K:** Wichtig für Blutgerinnung und Knochenstoffwechsel, reguliert das Zellwachstum, vermindert Augenringe und aufgeschwolle Augen; enthalten in Spargel, Avocados, Rote Bete, Grünkohl, Spinat, Rotkohl, Petersilie.

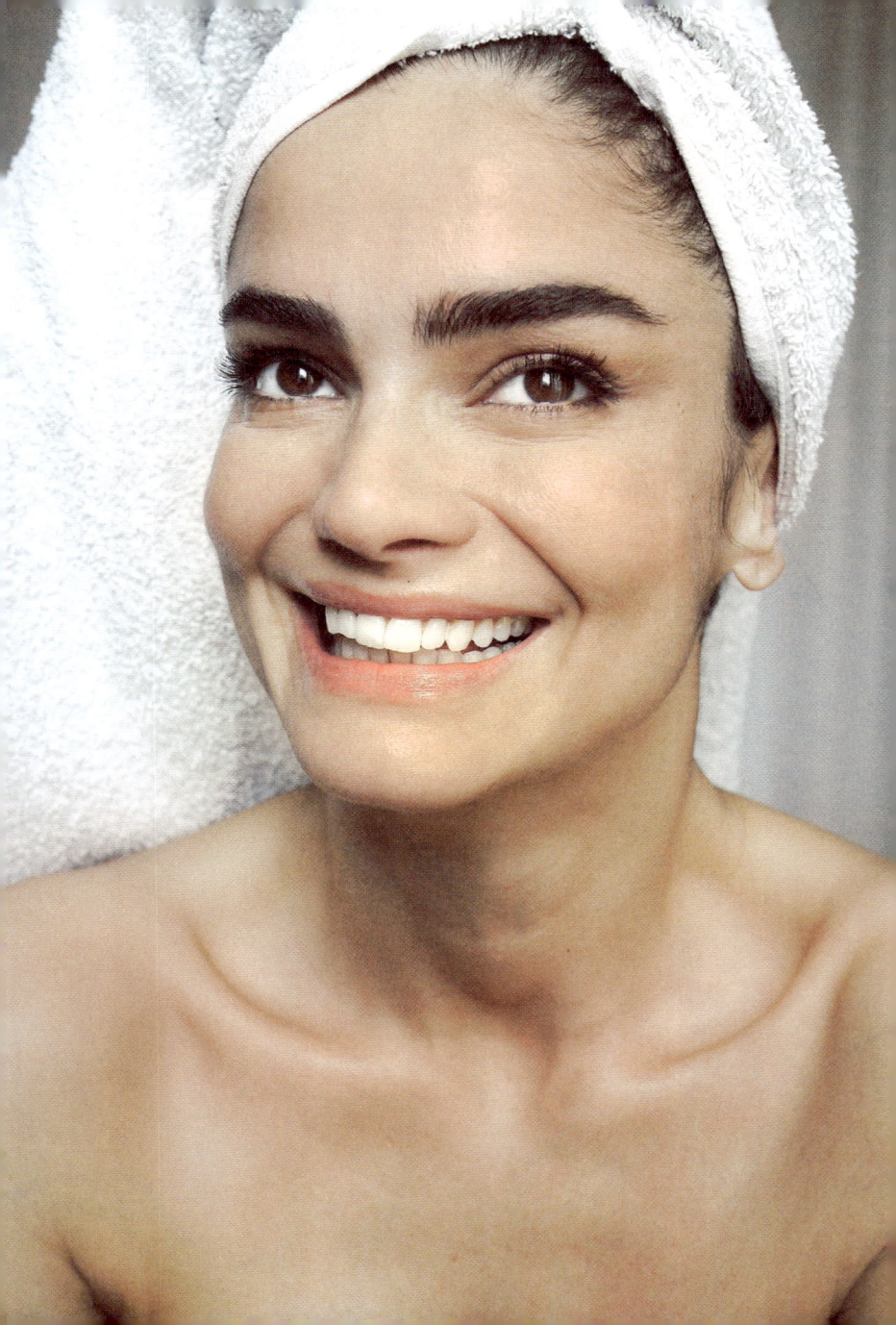

BEAUTY

Schönheit ist ein ganz und gar abstrakter Begriff. Wer entscheidet, was schön ist, und nach welchen ästhetischen Kriterien richten wir uns dabei? Ist es etwas, das man auch an Äußerlichkeiten festmacht, oder kommt wahre Schönheit nur von innen? Als ich ein Kind war, wuchs ich mit dem Schubladendenken auf, dass ein Mädchen nur intelligent oder schön sein darf. Mir wurde vermittelt, dass ein schlaues Inneres und ein schönes Äußeres zusammen nicht funktionieren können. Eine schöne Frau wurde in den 90er-Jahren ganz offen mit Dummheit in Verbindung gebracht. Und Karriere-machen ging leichter, wenn auf Äußer-lichkeiten weniger Wert gelegt wurde.

MEIN LEBEN ALS SCHÖNHEITSKÖNIGIN

Und dann trat ich als junge Frau die Reise durch die Welt der Misswahlen an, von der Miss Germany zur Miss Europa und schließlich zur Miss Universe. Auch den Misswahlen wurde von der breiten Öffentlichkeit gerne das Vorurteil entgegengebracht, dass hier Schönheit vor Smartheit geht.

Tatsächlich aber lernte ich in dieser Zeit eine Vielzahl an unheimlich starken, intelligenten und schönen Frauen kennen, die ihre Ziele stringent verfolgten. Und um hier Erfolg zu haben, waren eben gerade die unterschiedlichen Charaktere und die Intelligenz der einzelnen Frauen ausschlaggebend. Denn ohne Persönlichkeit ist jeder Körper nur eine leere, dreidimensionale Hülle. Die Vielfalt unter den Teilnehmerinnen begeisterte mich und auch die Erkenntnis, dass ich mich weder für mein Äußeres noch für meinen Intellekt verstecken musste. Denn das ist ja oft die Kehrseite der Medaille: Die einen schämen sich dafür, nicht »schön genug« zu sein, und die anderen versuchen, ihre Schönheit zu verstecken, um nicht eingebildet und, banal gesagt, hohl zu erscheinen. Durch die Misswahlen erhielt ich einen großen Schub Selbstbewusstsein und nahm mir vor, mich nie zu verstecken, ob es nun um das Äußere oder das Innere ging.

Leider machte mir die deutsche Medienlandschaft schnell einen Strich durch die Rechnung. Ich wollte unheimlich gerne Schauspielerin werden, denn in New York war ich an der Schauspielschule gewesen. Aber zurück in Deutschland signalisierte man mir schnell: »Du kannst zwar spielen, aber du wirst nicht weit kommen. Da steht dir dein Äußeres im Wege, das klappt nur als Model. Du bist zu wenig das Mädchen von nebenan und eine intelligente Rolle kauft man dir so auch nicht ab.«

Ich glaube, dass glückliche Mädchen
die schönsten Mädchen sind. (Audrey Hepburn)

Das hat mich damals wahnsinnig getroffen. Nicht nur war ich als persischer Typ optisch ohnehin schon speziell. Ich sollte auch noch ständig beweisen, dass ich nicht dumm bin. Mit den Jahren lernte ich erneut, diese Zweifel abzulegen, und konzentrierte mich auf die Dinge, die mich glücklich machten. Das Leben ist viel zu kurz dafür, sich von anderen Menschen diktieren zu lassen, wie du sein sollst.

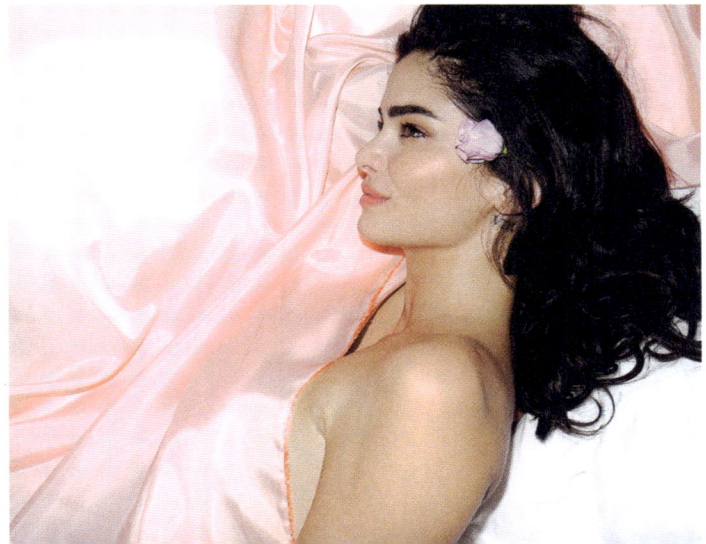

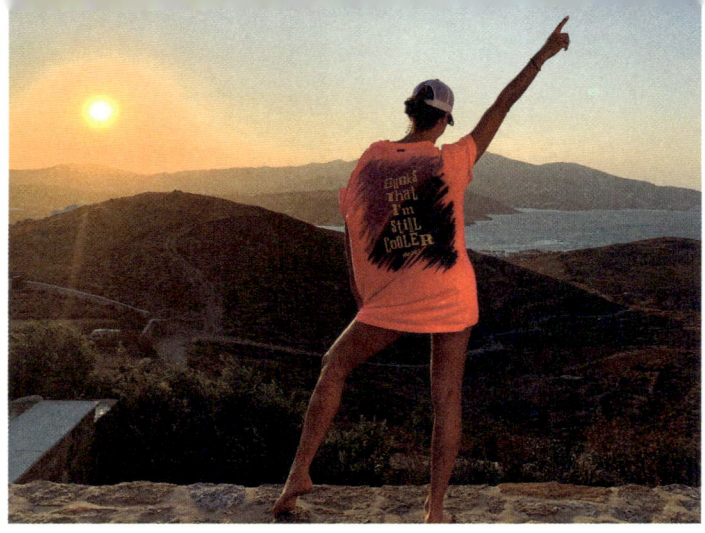

Ich bin stolz darauf, intelligent zu sein, und ich bin auch stolz darauf, mich selbst als schön zu empfinden. Und diese Form von Schönheit ist am Ende des Tages sehr subjektiv. Denn sie bedeutet: Schönheit steckt in jedem von uns. Sie hat viel damit zu tun, dass wir das erkennen, was an uns persönlich schön ist. Dass wir aufhören, uns mit anderen zu vergleichen. Was mich auch stört, ist das Vorurteil, dass der Beschäftigung mit dem eigenen Äußeren Eitelkeit zugrunde liegt. Niemand muss sich dafür schämen, dass er oder sie sich dem widmet, was ihn oder sie sich schön fühlen lässt. Schönheit ist die Liebe zu uns selbst und wir sollten es genießen, dass wir uns selbst etwas Gutes tun. Ob das nun ein professionelles Gesichts-Facial bei der Kosmetikerin oder ein warmes Bad in Lavendelöl bei uns zu Hause ist.

Ein Trugschluss ist jedoch, dass Schönheitspflege teuer sein muss. Die Beautyindustrie ist eine Maschinerie, die von unserem Gedanken profitiert, uns verändern zu müssen, um einem bestimmten Schönheitsideal gerecht zu werden. Und da das vielfach unmöglich ist, da wir alle eben doch sehr verschieden sind, müssen Beautyprodukte viel kosten. Nur so erklären Konzerne dem ahnungslosen Publikum schließlich den angeblich bahnbrechenden Effekt, der in ihren Produkten stecken soll. Vieles davon ist Augenwischerei. Optische Schönheit wie gesunde Haare, ein gutes Hautbild oder starke Nägel kommt vielfach von innen – von der richtigen Ernährung (siehe Seite 98) und dem gesunden Lifestyle. Und sie lässt sich durch ganz einfache Mittel von außen unterstützen.

MEINE BEAUTY-TIPPS

So sind auch meine Empfehlungen darauf ausgelegt, auf natürlichem Wege die Schönheit zu unterstreichen, die in uns steckt. Und das geht auch mit einem kleinen Geldbeutel!

Das wichtigste Beauty-Produkt gleich vorweg: Wasser! Wasser ist Leben, das wissen wir alle. Mindestens zwei Liter oder acht Gläser am Tag müssen es für mich sein, dann funktioniert mein Kopf gut und ich fühle mich fit. Wasser ist der Grundbaustein für gesunde Hautzellen. Wer also schöne Haut und Lippen haben möchte, der sollte viel trinken. Am Hautbild kann man es als Erstes ablesen, ob eine Person viel oder wenig trinkt. Wer viel trinkt, verfügt über elastische und weiche Haut. Dadurch neigt er zu deutlich weniger Cellulite, Hautunreinheiten und Krampfadern. Durch den höheren Wassergehalt können Organe besser durchblutet und somit mit mehr Sauerstoff versorgt werden – der Hautstoffwechsel wird also angekurbelt. Dieser Umstand unterstützt die Schutz- und Abwehrfunktion der Haut. Auf Dauer macht sich dieser innere Vitalisierungseffekt in einem frischeren und jüngeren

Aussehen der Haut bemerkbar, denn sie speichert etwa ein Drittel der gesamten im menschlichen Körper vorhandenen Flüssigkeit. Meistens versuche ich, einen Großteil der Wassermenge bereits vor 15 Uhr zu trinken.

Ich setze auf natürliche Produkte und regelmäßige Abläufe. Das A und O einer jeden Beautytroutine ist es, sie kontinuierlich auszuführen – morgens wie abends. Vor allem, wenn man eine Problemhaut hat, ist es ausschlaggebend, sich an einen gleichmäßigen Ablauf zu halten, damit sich das Hautbild verbessern kann.

Den Tag beginne ich bei der Gesichtsreinigung einfach nur mit klarem Wasser. Waschlotionen zerstören die hauteigenen Öle, die wir für den restlichen Tag noch brauchen. Daher verzichte ich am Morgen gänzlich darauf. Alternativ lässt sich ein sanfter Toner verwenden, am liebsten auf natürlicher Basis.

Ich liebe Rosenwasser! Es spendet dem Gesicht Feuchtigkeit, wirkt antibakteriell, kurbelt sanft die Durchblutung an und riecht wahnsinnig gut. Natürlich gibt es Rosenwasser in teuren Ausführungen, man kann es sich aber auch ganz einfach beim Perser oder im Asiashop besorgen. Einfach nach dem morgendlichen Waschen auf das Gesicht sprühen und schon bekommt die Haut einen frischen Glanz!

Wieviel Schönheit empfängt
das Herz durch die Augen. (Leonardo da Vinci)

Eine gute Feuchtigkeitscreme ist wichtig und sollte insbesondere auf Winter und Sommer abgestimmt sein. Da unsere Haut schon sehr viel an eigenen Ölen mit sich bringt, empfehle ich, immer eher zu einem etwas leichteren Produkt zu greifen, das die Haut in seinen eigenen Fähigkeiten unterstützt. Für die Nacht wähle ich oft eine etwas reichhaltigere Creme.

Als Cleanser zur Reinigung am Abend verwende ich sehr gerne Kokosöl oder Kokosfett. Es wirkt antibakteriell und eignet sich hervorragend, um Make-Up zu entfernen. Es ist zudem ein idealer Begleiter, wenn ich für einen Wochenendtrip weniger Flüssigkeiten mitnehmen will. Hierfür fülle ich etwas davon einfach in eine kleine Dose und benutze es als All-round-Produkt: zum Abschminken, zur Reinigung und zur Pflege.

Einmal in der Woche würde ich dir dazu raten, ein sanftes Peeling zu machen. Mit der Zeit lagern sich alte Hautschüppchen auf der Haut ab. Mit einem Peeling hilfst du der Haut, sich schneller zu regenerieren. Ich verwende gerne ein sanftes Peeling aus Seidenpartikeln, da es die Haut weniger stark angreift. So ein Peeling mache ich meist am Abend, bevor ich zu einem Event gehe. Es macht die Haut sehr ebenmäßig und gibt ihr ein frisches Aussehen.

Als einfache Alternative zur Gesichtsreinigung oder auch als Ersatz für ein Peeling eignet sich wunderbar ein heißes, feuchtes Handtuch. Erst drücke ich es mir für einen Moment auf mein Gesicht und inhaliere, dann reibe ich es in kreisenden Bewegungen über mein Gesicht. Es hat einen wunderbar vitalisierenden Peelingeffekt und öffnet die Poren, sodass die Haut die anschließenden Pflegeprodukte über Nacht optimal aufnehmen können. Überhaupt liebe ich es, zu inhalieren – es öffnet die Poren und tut meiner Haut immer gut! Ich versuche drei Mal die Woche für zehn Minuten in die Dampfsauna zu gehen, oder inhaliere sonst auch zu Hause gern.

Ich schwöre außerdem auf Essenzen. Das sind kleine Sprays, die zur Versiegelung der täglichen Reinigung nach der Feuchtigkeitscreme auf das Gesicht gesprüht werden. Zudem funktionieren sie hervorragend, wenn man sie als abschließendes Finish auf das fertige Make-Up aufträgt.

WAS BRINGEN ANTI-AGING-CREMES?

Jede Maske oder Creme kann immer nur dabei helfen, vorübergehend etwas frischer auszusehen, die Haut etwas praller zu machen oder Schwellungen zu reduzieren. Aber was von der Industrie versprochen wird, entspricht nicht immer der Realität. Dem Altern wirkt man am besten mit einer ausgewogenen Ernährung, genügend Wasser sowie Sport und im Allgemeinen viel Bewegung an der frischen Luft entgegen.

Der einzige wichtige Beautyhelfer in Sachen Anti-Aging ist für mich Sonnenschutz. Durch UV-Strahlung altert unsere Haut schneller, und langfristig wächst das Risiko, an Hautkrebs zu erkranken. Ich empfehle, immer eine Hautcreme mit Lichtschutzfaktor als Basis zu tragen und den LSF bei höherer Sonneneinstrahlung entsprechend zu verstärken. Ich selbst gehe mittlerweile so gut wie gar nicht mehr mit dem Gesicht in die Sonne, auch, wenn ich nur noch langsam braun werde. Mit dem Älterwerden merkt man, wie sich die Pigmentierung verändert, daher heißt es bei mir immer gleich: Kappe auf und Sonnenschutz auftragen. Ein guter Sonnenschutz ist der größte Gefallen, den du deiner Haut tun kannst.

Was kannst du noch für ein gutes Aussehen tun? Gesichtsmassagen sind großartig! Massieren erhöht die Durchblutung und erzeugt einen frischen Teint. Nach nur einer halben Stunde sieht man verjüngt und vital aus. Toll funktioniert auch Faceyoga: Sprich dafür die Buchstabenfolge A-E-I-O-U über-

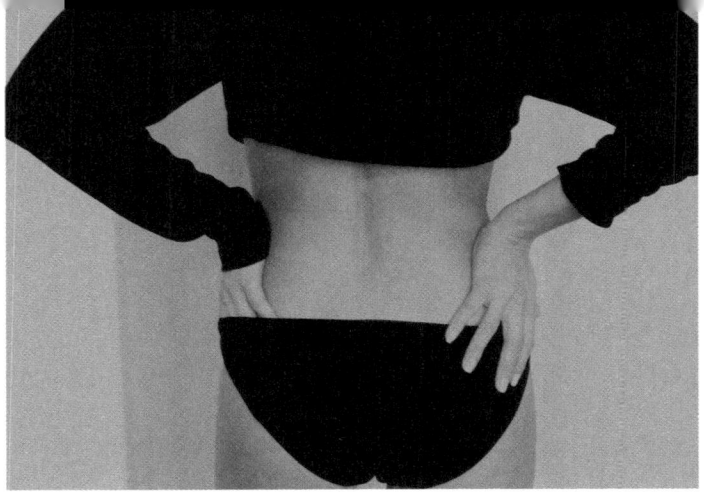

trieben aus. Wiederhole dreimal. Klingt ein wenig albern, fördert aber die Durchblutung und hellt den Hautton auf.

Wenn meine Haut eine Extraportion Pflege braucht, gönne ich mir gerne eine Over-Night-Mask. Während des Schlafs regenerieren sich unsere Hautzellen und leisten ihre härteste Arbeit bei der Zellwiederherstellung. Dies ist die beste Zeit, um Feuchtigkeit zu spenden und einen müden Teint zu pflegen.

Günstiger geht nicht: Eine gute Kur für die Haare ist es, sie ab und zu mal ein wenig mehr durchfetten zu lassen. Meistens waschen wir unsere Haare täglich, aber das tut ihnen gar nicht gut, denn die körpereigenen Öle gehen so verloren. Wenn du es schaffst, deine Haare hin und wieder nur ein- oder zweimal pro Woche zu waschen, ist das eine sehr gute und kostenlose Haarkur! Als weitere Idee eignet sich eine mit Spirulina angereicherte Maske. Die Superfood-Blaualge Spirulina gilt als nährstoffreichstes Nahrungsmittel überhaupt und ist ein echtes Beauty-Elixier. Sie soll bei Falten, Allergien oder Übergewicht kleine Wunder wirken und lässt auch das Haar in neuem Glanz erstrahlen.

Ein Tipp für natürlich volle Lippen im Handumdrehen: Manchmal möchte ich meinen Lippen einen kleinen natürlichen Boost geben. Bevor ich Lippenstift auftrage, führe ich eine feuchte Zahnbürste in kreisenden Bewegungen über die Lippen. Und schon sehen sie praller aus!

Kalt duschen ist ein simpler, aber effektiver Beautytipp. Zum einen regt die kalte Dusche die Zirkulation an und stärkt das Immunsystem. Im spirituellen Sinne bedeutet sie zum anderen, dass man über eine kalte Dusche vom Kopf aus eine reinigende Energie durch alle sechs Chakren, also durch die einzelnen Energiezentren des Körpers, laufen lässt. So kann man sich von den Energien reinigen, die man sich über die vergangenen Tage hinweg aufgeladen hat. Deshalb gilt: Am besten morgens kalt, und abends warm duschen!

MEINE BEAUTY-GEHEIMWAFFEN

Hast du auch manchmal das Bedürfnis, Haut, Haaren und Nägeln eine Extraportion an Support zukommen zu lassen? Dann habe ich hier ein paar ganz einfache Tipps für dich. Einmal in der Woche unterstütze ich meine Ernährung mit einer Dosis geballter Samenenergie, die ich mir morgens schnell zusammenmische.

Die Samenbombe besteht aus:
* Leinsamen
* Chiasamen
* Kürbiskerne
* Sonnenblumenkerne

Alle Samen sollten zusammen eine gute Handvoll ergeben – von den kleinen Samen einige mehr, von den großen einige weniger. Anschließend gibst du die Mischung in ein Glas, hinzu etwas warmes Wasser, verrührst alles – fertig. Wer mag, kann auch noch ein klein wenig Agavensirup hinzugeben, sodass der Geschmack der Samenbombe eine Note süßlicher wird. Und dann würde ich empfehlen, das gesamte Glas in einem Zug leer zu trinken.

Dann wandern die Samen durch deinen Organismus und räumen ordentlich auf. Gesunde Samen helfen enorm bei der Verdauung, sie heilen, entgiften und pflegen den Darm. Darüber hinaus geben die Samen dem Körper natürliche Öle zurück und liefern jede Menge neue Darmbakterien. Die Effekte zeigen sich schon nach wenigen Tagen – man ist regelrecht aufgeladen mit Energie, die Haut strahlt, das Haar glänzt. Dazu solltest du stets viel Wasser trinken. Wer sagt, dass er Samen nicht gut verträgt und davon Bauchschmerzen bekommt, hat meist nicht genug getrunken.

Seit vielen Jahren schwöre ich auf Gerstentee. Er ist reich an Antioxidantien, fördert die Durchblutung und ist eine wahre Wunderwaffe, wenn es um ein gesundes Hautbild und allgemeines Wohlbefinden geht.

Und der letzte Geheimtipp zum Schluss: Beim Modeln habe ich gelernt, dass man einige Tage vor dem Fotoshooting morgens stets ein Glas Grapefruitsaft trinken sol. Dieser bringt besonders viel Frische in die Haut. Und so ein Saft lässt sich unproblematisch in den Alltag integrieren.

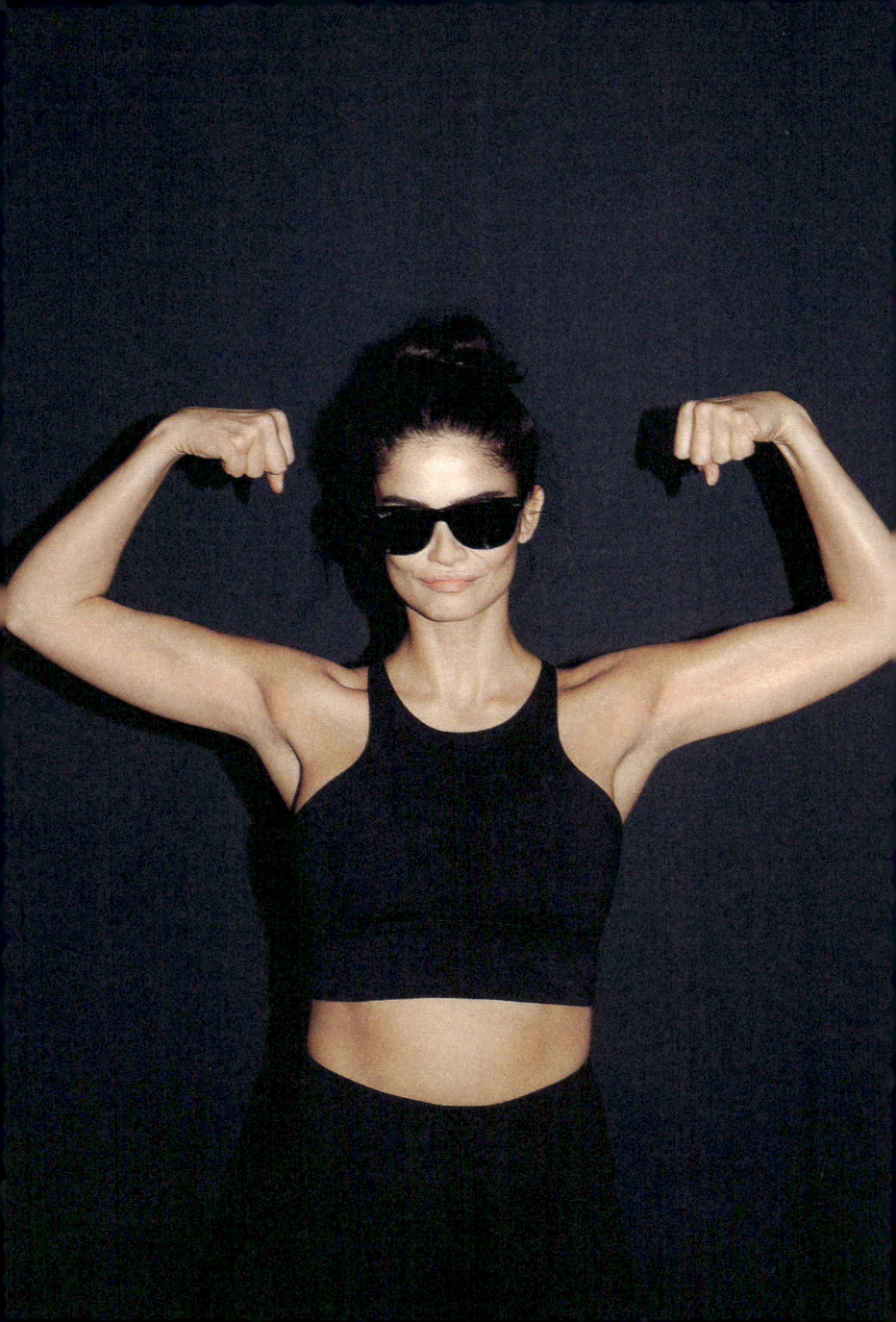

SPORT

Sport begann schon früh, eine zentrale Rolle in meinem Leben zu spielen. Mein großes Vorbild war dabei mein Vater. Er praktizierte viel Karate und hielt uns bereits als kleine Kinder dazu an, morgens mit ihm Sport zu machen und uns zu stretchen. Seine Worte haben mich bis heute stark geprägt: »Sport ist wahnsinnig wichtig. Egal, was ihr in eurem Leben macht, nehmt euch immer zehn Minuten Zeit am Morgen, um euch zu dehnen.« Wenn einem diese Form von Körpergefühl früh vermittelt wird, dann begleitet sie einen ein Leben lang. Sport stand für mich dementsprechend nie zur Debatte, sondern war stets ein ganz natürlicher Bestandteil des Tages.

BEWEGUNG
IST LEBEN

Zuerst spielte Leichtathletik eine große Rolle für mich, dann entschied ich mich für Handball, spielte viel und wurde richtig gut. Später erhielt Sport dann nochmal einen anderen Stellenwert, als es nicht nur um das persönliche Wohlbefinden und die körperliche Ertüchtigung, sondern ganz entschieden um die Unterstützung meiner Karriere ging.

In New York lernte ich so zu trainieren, dass ich mich durch Sport gezielt für das Modeln fit halten konnte. Aber eigentlich ist es mir egal wie, solange ich mich bewegen kann, bin ich ein glücklicherer Mensch. Wenn ich einige Tage keinen Sport mache, kriege ich zum einen sofort Rückenschmerzen, zum anderen sinkt auch meine Laune in den Keller. Mir fehlt dann die regelmäßige Ausschüttung der Glückshormone, die ich durch die Bewegung erfahre.

GLÜCKLICHER DURCH SPORT

Der Botenstoff Dopamin, der bei Bewegung ausgeschüttet wird, steuert unseren Antrieb, unser Interesse und unseren Tatendrang. Es verschafft uns die Energie, Ziele anzugehen und in die Tat umzusetzen. Dopamin »stößt« uns mit der Nase auf alles Angenehme, Schöne, Interessante und Fantasievolle im Leben. Das Problem ist: Bei einem Mangel an Dopamin machen wir genau das Gegenteil – nämlich nichts. Stattdessen beherrscht uns massive Antriebs-, Interesse- und Lustlosigkeit, die auch Symptome für eine Depression sein können. Ebenso wichtig ist auch der natürliche Gegenspieler des Dopamins, das Serotonin. Es dient dazu, die Psyche zu stabilisieren, sorgt für Gelassenheit, Harmonie und Zufriedenheit. Interessanterweise ist Serotonin auch an unserem Essverhalten beteiligt, denn es steuert unser Sättigungsgefühl. Außerdem dämpft es eine Reihe für uns unangenehme Gefühle: Angst, Kummer, Sorgen, aber auch Aggressionen. Am einfachsten hebst du dein Serotonin- und Dopaminlevel durch Bewegung an – und bereits nach zehn Minuten Aktivität zeichnet sich eine Stimmungsverbesserung ab!

Es kommt also nicht von ungefähr, dass sportliche Ertüchtigung als das natürliche Antidepressivum schlechthin gilt. Aber auch die ganz alltäglichen Stimmungsschwankungen lassen sich durch Sport am besten regulieren. Wenn ich mal schlecht gelaunt bin, stelle ich mich eine halbe Stunde auf den Stepper, gehe zum Yoga oder mache eine Barre-Klasse und schon bin ich erheblich besser drauf. Ich habe sofort wieder kreative Gedanken, bin optimistisch und zuversichtlich gestimmt.

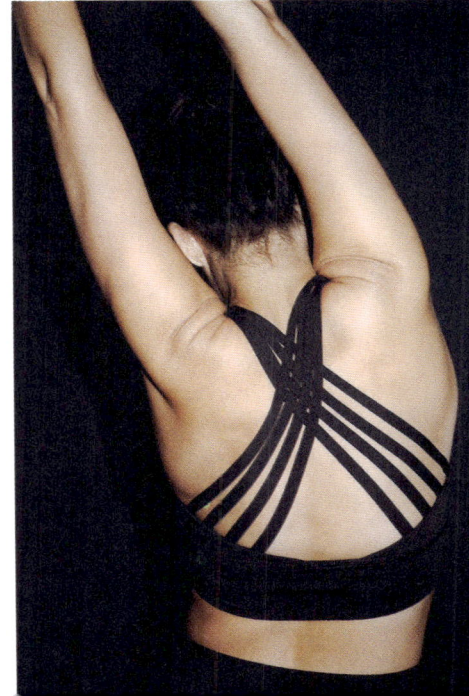

DIE WUNDERWAFFE FÜR GUTE HAUT

Intensives Training hat auch eine hautstraffende Wirkung: Viel Bewegung macht nicht nur deine Muskeln definierter, auch dein Bindegewebe wird »trainiert«. Zudem wird mehr Kollagen in die Hautzellen befördert. Kollagen sind Proteine, die für die Festigkeit des Bindegewebes verantwortlich sind. Eine Mischung aus Kraft- und Ausdauertraining ist ideal, um das Bindegewebe zu straffen. Besonders für Frauen, die viel abnehmen wollen, ist dies von Interesse. Wer sich um hängende Hautfalten oder Cellulite sorgt, kann diesen mit regelmäßigem Sport am besten entgegenwirken. Deine Haut festigt sich mit Hilfe des Trainings von alleine.

Sport macht den Kopf frei und hilft,
die Dinge in Perspektive zu rücken.

Doch nicht nur auf Bindegewebe und Teint hat Sport einen positiven Einfluss, auch bei unreiner Haut kann intensives Training helfen. Sport reduziert unter anderem den Spiegel des Stresshormons Cortisol, das mit Hautunreinheiten in Verbindung steht. Das Schwitzen befördert darüber hinaus überschüssigen Talg und Schmutz auf natürlichem Wege aus deinen Poren nach draußen. Für Frauen gilt daher: Ohne Make-up trainieren, sonst verstopfen die Poren während des Trainings.

Ab nach draußen

Sport an der frischen Luft zu machen, ist immer eine gute Idee. Unser Körper kann nämlich nur dann konstant leistungsfähig sein, wenn er mit ausreichend Sauerstoff versorgt ist. Uns steht durch die frische Luft, die wir einatmen und umwandeln, we-

sentlich mehr Energie zur Verfü-
gung. Außerdem ist es insbesondere im Winter wichtig, genug
Licht zu tanken. Beim Sport an der
frischen Luft bekommen wir davon
eine Extraportion. Die UV-Strah-
len bewirken die Bildung von Vitamin D, das für die Kalziumauf-
nahme im Blut und somit für den
Knochenaufbau verantwortlich ist.
Außerdem fördert Tageslicht die
Bildung von Serotonin. Studien
zufolge fordern Läufer ihre Muskeln an der frischen Luft stärker
heraus als auf dem Laufband. Die
anspruchsvolleren Umgebungsfak-
toren, wie das wechselnde Terrain
und unterschiedliche Wettergege-
benheiten steigern die Effizienz

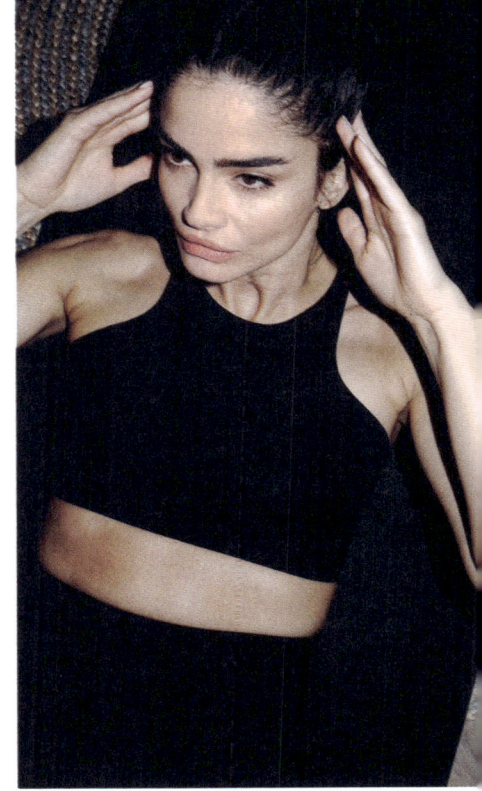

des Trainings. Und wer noch nicht ganz überzeugt ist: Nachweislich sorgt ein Spaziergang an der frischen Luft bei 71 Prozent der
Menschen dafür, dass sie sich danach weniger gestresst fühlen.

Sport ist ein toller Weg, um sich gegen die Hautalterung
zu wappnen. Mehr Sauerstoff heißt mehr rote Blutkörperchen: Die Haut erscheint dauerhaft frischer, rosiger und gesünder. Hautzellen erneuern sich im Schnitt alle vier Wochen.
Intensives Training fördert zum einen die Produktion von
Wachstumshormonen und sorgt zum anderen für eine bessere Durchblutung und somit auch für eine Bereitstellung von
mehr Sauerstoff für die Haut.

SPORT WÄHREND DER SCHWANGERSCHAFT

Meine wichtige Botschaft: Man darf mit Sport nicht erst anfangen, wenn es aufgrund von körperlichen Beschwerden nötig ist. Am besten vermeidet man körperliche Beschwerden dadurch, dass man sich so oft es geht beweglich hält. Auch eine Schwangerschaft lässt sich wesentlich leichter überstehen, wenn der Körper schon vorher trainiert war und dieses Training weiter beibehalten wird. Während meiner Schwangerschaft bin ich weiterhin zu Yoga und zu Pilates gegangen und habe mit leichten Gewichten trainiert. Nur meinen Hintern habe ich dabei sprichwörtlich übersehen – wahrscheinlich, weil ich ihn irgendwann einfach nicht mehr im Blickfeld hatte. Nach einigen Monaten ist mir aufgefallen, dass mein Po ganz flach geworden war. Bei einer weiteren Schwangerschaft würde ich also den Fokus darauf legen, auch die Gesäßmuskulatur mit zu trainieren.

Nach der Geburt habe ich zunächst keinen Sport gemacht, aber nach einiger Zeit musste ich wieder etwas an meinem Muskelaufbau tun. Daliah war bereits bei ihrer Geburt ein großes Baby. Ein schweres Kind trainiert zwar die Arme, aber man braucht auch starke Beine. Insofern habe ich alles auf Muskelaufbau gesetzt, als ich wieder mit dem Training begann.

MEINE SPORTROUTINE

Ich versuche etwa fünfmal die Woche zum Sport zu gehen. Wenn es sich nicht einrichten lässt, schnappe ich mir zu Hause am Abend zumindest die Blackroll und dehne mich ordentlich.

Auch im Flugzeug habe ich meine Routinen. Ich muss mich einfach stretchen, ansonsten halte ich einen Langstreckenflug nicht aus. Manchmal sitze ich dann auch mit meinem Bein über dem Kopf auf meinem Platz oder laufe viel auf und ab – auch wenn ich dabei komische Blicke ernte. Es ist beim Fliegen ganz wichtig, die Durchblutung des Körpers in Gang zu halten.

Ich halte ein vielseitiges Sportprogramm für entscheidend, denn immerzu die gleichen Abläufe zu trainieren, ist weder für die Motivation noch für den Kopf gut. So mache ich über eine Woche hinweg am liebsten einen Mix aus Cardio, Yoga, Pilates, Barre, Boxen und gezielten Muskelaufbau. Eine kurze Cardio-Session, so um die acht Minuten, stelle ich eigentlich jedem Workout voran, um den Körper aufzuwärmen. Das kann etwas Spinning oder eine Runde auf dem Stepper sein. Und wenn ich für den Tag nur Cardio geplant habe, erweitere ich die jeweilige Session einfach von acht auf 45 Minuten.

Falls du es am Wochenende nicht zum Sport schaffst, ist Tanzen gehen eine tolle Alternative. Drei Stunden auf der Tanzfläche ist ein super Training – und noch dazu gut für die Seele!

MEINE TOPÜBUNGEN FÜRS FITNESSSTUDIO

Ich zeige dir hier, welche Übungen ich im Fitnessstudio mache. Lass sie dir dort von einem Trainer zeigen, damit du sie korrekt ausführst. Du kannst die meisten der Übungen dann auch gut zu Hause machen – für die Cardioeinheit als Warm-up kannst du auch einfach acht Minuten auf der Stelle laufen. Und anstelle von Gewichten einfach Wasserflaschen nehmen. Mache zwischen den Sätzen eine kurze Pause und trinke einen Schluck Wasser.

1. Cardioeinheit, 1000 Meter am Rudergerät oder 8 Minuten auf dem Stepper
2. Stretching des ganzen Körpers
3. Übungen für Bizeps, Trizeps und Schultern (seitliches Armheben, Nackendrücken, Bizepscurls), jeweils 3 x 20 Wiederholungen mit Gewichten deiner Wahl
4. Einarmiges Kabelzug-Rudern, 3 x 20 Wiederholungen mit Gewichten
5. Klimmzüge, so viele du schaffst (keine Sorge: Am Anfang sind es nur ganz wenige)
6. Squads, 3 x 20 Wiederholungen, mit oder ohne Gewichte, mit oder ohne Ballon
7. Ausfallschritte, 3 x 20 Wiederholungen
8. Stand-up Sit-ups, 3 x 50 Wiederholungen
9. Beinpresse, 3 x 20 Wiederholungen

SPORT UND DER WEIBLICHE ZYKLUS

Meiner Ansicht nach wird zu wenig darüber gesprochen, wie sich körperliche Belastung zum weiblichen Zyklus verhält. Frauen sollten unbedingt darauf achten, ihre Sportroutine dem Zyklus anzupassen. Die meiste Power hat man in der Woche nach der Periode, hier bietet sich also ein etwas härteres Training an, das mehr Energie einfordert. Umso näher man sich auf die Menstruation zubewegt, desto mehr gilt es, auf den eigenen Körper zu hören. Dann sollte die Anstrengung beim Sport nach und nach heruntergeschraubt werden.

*Am ruhigen Fluss ist
das Ufer voller Blumen.* (Aus China)

In diesen Tagen bieten sich ruhigere und entspannende Sportarten wie Yoga und Pilates optimal an. Sie sind weniger fordernd und wirken stattdessen krampflösend. Insbesondere zu Beginn von Periodenschmerzen kann eine leichte Yogasession eine Verschlimmerung der Beschwerden verhindern. Sich während der Periode zu sehr zu belasten, ist für unseren Körper schlecht. Die Natur hat es bewusst so eingerichtet, dass wir uns während der Periode schonen sollen. Wer sich hier zu starken Anstrengungen aussetzt, schüttet zu viel Cortisol aus. Durch das Stresshormon wird der hormonelle Ablauf ungünstig beeinflusst. Sei gut zu dir, und gönne deinem Körper dann eine Pause, wenn er sie von dir einfordert.

Für ein gutes Körpergefühl

Sport ist also nicht nur ein tolles Mittel, um sich fit zu halten und dem Alterungsprozess des Körpers entgegenzuwirken. Wenn du dich regelmäßig sportlich betätigst, sorgst du für dein Wohlbefinden und schaffst zugleich ein besseres Gefühl und Verständnis für deinen eigenen Körper. Du lernst dadurch, mehr auf seine unausgesprochenen Worte zu achten.

*Für das Glücklichsein ist Sport ein
ganz grundlegender Baustein.*

Ich kann dir versprechen: Sport fällt vor allem dann noch leichter und macht noch mehr Spaß, wenn du ihn regelmäßig in dein Leben integrierst!

Nun kommt mein Buch »Happy Life Diät« zu einem Ende. Ich habe von sehr persönlichen Erfahrungen erzählt – von den guten wie von den schlechten. Mein Ziel war es, weiterzugeben, was dabei helfen kann, Krisen zu überwinden und wie wir zu uns selbst finden können. Natürlich gestaltet jeder von uns seinen Lebensentwurf selbst. Der Spruch »Jeder ist seines eigenen Glücks Schmied« ist hierbei eine Tugend in sich. Denn nur man selbst kann sein Leben so verändern, dass es für einen das richtige ist. Was mir dabei wichtig ist: Es ist normal, dass es mal auf und mal ab geht. Krisen gehören zum Leben dazu. Es widerfahren uns Dinge, die wir nicht beeinflussen können – und das ist auch gut so, denn nur so wachsen wir als Mensch. Wir kreieren unsere eigenes Universum, mit bewussten Endscheidungen, die unseren Weg begleiten. Jeder Hürde bringt auch Wachstum mit sich, die uns Kraft gibt, weiterzumachen. Das einzige, was wahrlich schlimm wäre, wäre der Stillstand. Stillstand ist fatal. Das Tolle am Leben ist doch, dass es viele zweite Chancen gibt. Dass wir immer an uns zu arbeiten, und die Dinge zum Besseren wenden können. Es ist nie zu spät dafür, dein Leben zu ändern, deine Entscheidungen neu zu definieren! Und denk immer daran: Auch du kannst unsere Welt verändern, indem du mit Liebe und Leidenschaft für das Leben und auch für unseren Planeten einstehst!

Was mich stets inspiriert: Ich kann auch anderen umso mehr Glück im Leben bereiten, je glücklicher ich selbst bin. Die Suche nach dem »Happy Life« ist also im Kern alles andere als selbstbezogen, sondern trägt zu einer glücklicheren Gesellschaft und mehr Glückseligkeit in unserem direkten Umfeld bei.

Kümmere dich also um dich selbst! Kümmere dich um deine Gesundheit, um deinen Geist, um deine Kreativität, um deine Sexualität und um deine Beziehungen. Räume der Achtsamkeit Platz in deinem Leben ein, schau nach Innen, um auch dem Äußeren zu begegnen. Deine Gedanken formen dein Universum, sei behutsam mit ihnen und achtsam mit deiner Sprache. Sei liebevoll mit dir selbst und anderen! Sei stolz, auch auf die kleinen Erfolge! Denn selbst in minimalen Veränderungen liegt große Stärke und der Anfang einer Reise zu einem bewussteren Ich. Mache dich dabei bloß nicht verrückt. Lebe dein Leben, lach und tanze auch mal bis die Sonne aufgeht, trinke deinen Lieblingswein, genieße deine Freundschaften, deine Familie.

Es geht darum, dass wir hin und wieder innehalten und uns fragen: Worum geht es mir in meinem Leben? Und bin ich glücklich mit meinen Entscheidungen? Und dann unseren Weg gemäß unserer Antworten weiterzugehen. So ist es auch mir selbst das größte Anliegen, ein Leben zu führen, das im Kern von Qualität geprägt ist. Der Weg dorthin ist eigentlich gar nicht so schwer. Wir müssen wieder lernen, uns selbst zuzuhören, uns zu sehen und uns zu vertrauen. Deshalb sollten wir uns immer wieder aus dem hektischen Alltag herausnehmen, um die Balance zu schaffen, die unser Körper und unsere Seele verdienen. Nur so können wir auch ein Vorbild sein – für unsere Kinder, die wir so lieben, und die die Zukunft in sich tragen.

Bleib gesund!
Deine Shermine

MEHR ENERGIE,
MEHR WOHLBEFINDEN!

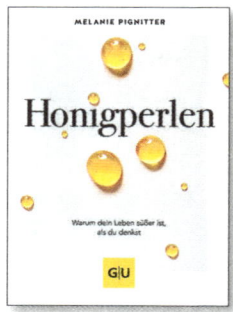
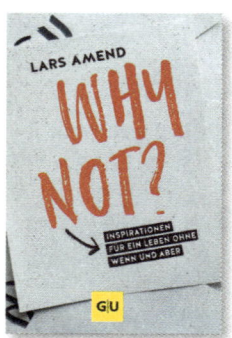
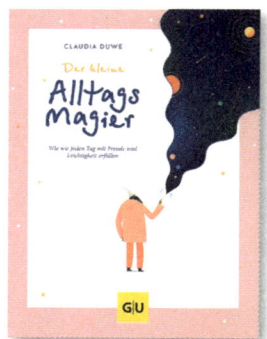
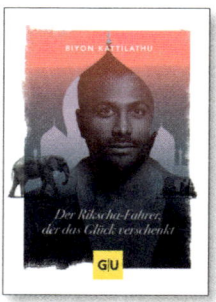
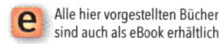
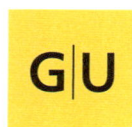

BÜCHER, DIE WEITERHELFEN

Botton, Alain de: **On Love: A Novel**, *Grove Press*

Coelho, Paulo: **Elf Minuten**, *Diogenes*

Hyman, Mark: **Food: What the Heck should I eat?**
Little, Brown Spark

Krishnamurti, Jiddu: **Vollkommene Freiheit: Das große Krishnamurti-Buch**, *Fischer*

Peck, M. Scott: **Der wunderbare Weg: Eine neue spirituelle Psychologie**, *Goldmann*

Rowe, Wendy und Miller, Sienna: **Eat Beautiful: Nourish your skin from the inside out**, *Ebury*

Singer, Michael A.: **The Untethered Soul: The Journey Beyond Yourself**, *New Harbinger*

William, Anthony: **Mediale Medizin: Der wahre Ursprung von Krankheit und Heilung**, *Arkana*

Zukav, Gary: **The Seat of the Soul**, *Simon & Schuster*

IMPRESSUM

© 2020 GRÄFE UND UNZER VERLAG GmbH, München

Alle Rechte vorbehalten. Nachdruck, auch auszugsweise, sowie Verbreitung durch Bild, Funk, Fernsehen und Internet, durch fotomechanische Wiedergabe, Tonträger und Datenverarbeitungssysteme jeder Art nur mit schriftlicher Genehmigung des Verlages.

Projektleitung: Simone Kohl, Eva Dotterweich
Lektorat: Eva Dotterweich
Redaktionelle Mitarbeit: Anneli Botz
Umschlaggestaltung & Layout: independent Medien-Design, Horst Moser, München
Covermotiv: Christian Borth
Fotoproduktion: Lottermann and Fuentes
Herstellung: Markus Plötz
Satz: Björn Fremgen, KONTRASTE
Repro: Ludwig media, Zell am See
Druck und Bindung: DZS, Slowenien

ISBN 978-3833874062
1. Auflage 2021

Die GU-Homepage finden Sie unter www.gu.de

 www.facebook.com/gu.verlag

Umwelthinweis
Dieses Buch ist auf PEFC-zertifiziertem Papier aus nachhaltiger Waldwirtschaft gedruckt.

Wichtiger Hinweis
Die Informationen in diesem Buch stellen die Erfahrung und die Meinung der Autorin dar. Sie wurden von ihr nach bestem Wissen erstellt und mit größtmöglicher Sorgfalt geprüft. Sie bieten jedoch keinen Ersatz für persönlichen kompetenten medizinischen Rat. Weder Autorin noch Verlag können für eventuelle Nachteile oder Schäden, die aus den im Buch gegebenen praktischen Hinweisen resultieren, eine Haftung übernehmen.

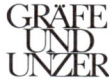

Ein Unternehmen der
GANSKE VERLAGSGRUPPE